临床处方审核案例详解丛书

总主编 吴新荣 杨 敏 副总主编 李茹冰 王景浩 主审 郑志华

处方审核基本知识

主　编　郑锦坤　邱凯锋　吴晓松
编　者　（按姓氏笔画排序）

王景浩（暨南大学附属第一医院）　　　邱凯锋（中山大学孙逸仙纪念医院）
王颖彦（广东省中医院）　　　　　　　罗慕华（中山大学孙逸仙纪念医院）
刘　韬（中山大学肿瘤防治中心）　　　周　婧（广东省人民医院）
李茹冰（深圳市光明区人民医院）　　　郑志华（广东省药学会）
安会杰（中国人民解放军南部战区　　　郑锦坤（粤北人民医院）
　　　　总医院）　　　　　　　　　　姚　媛（广州中医药大学第一附属
杨　晨（中国人民解放军南部战区　　　　　　　医院）
　　　　总医院）　　　　　　　　　　唐洪梅（广州中医药大学第一附属
杨　敏（广东省人民医院）　　　　　　　　　　医院）
杨倩之（暨南大学附属第一医院）　　　黄卫娟（东莞市滨海湾中心医院）
肖　焕（广东省中医院）　　　　　　　梁丽梅（广东省人民医院）
吴晓松（暨南大学附属第一医院）　　　梁忠平（粤北人民医院）
吴新荣（中国人民解放军南部战区　　　彭海莹（中国人民解放军南部战区
　　　　总医院）　　　　　　　　　　　　　　总医院）

人民卫生出版社

·北京·

图书在版编目（CIP）数据

处方审核基本知识 / 郑锦坤，邱凯锋，吴晓松主编
. —北京：人民卫生出版社，2023.12
（临床处方审核案例详解丛书）
ISBN 978-7-117-35385-4

Ⅰ.①处… Ⅱ.①郑…②邱…③吴… Ⅲ.①处方 —
检查—基本知识 Ⅳ.①R451

中国国家版本馆 CIP 数据核字（2023）第 188199 号

人卫智网	www.ipmph.com	医学教育、学术、考试、健康，购书智慧智能综合服务平台
人卫官网	www.pmph.com	人卫官方资讯发布平台

临床处方审核案例详解丛书
处方审核基本知识
Linchuang Chufang Shenhe Anli Xiangjie Congshu
Chufang Shenhe Jiben Zhishi

主　　编：郑锦坤　邱凯锋　吴晓松
出版发行：人民卫生出版社（中继线 010-59780011）
地　　址：北京市朝阳区潘家园南里 19 号
邮　　编：100021
E - mail：pmph @ pmph.com
购书热线：010-59787592　010-59787584　010-65264830
印　　刷：三河市尚艺印装有限公司
经　　销：新华书店
开　　本：710×1000　1/16　印张：14
字　　数：259 千字
版　　次：2023 年 12 月第 1 版
印　　次：2024 年 1 月第 1 次印刷
标准书号：ISBN 978-7-117-35385-4
定　　价：49.00 元

打击盗版举报电话：010-59787491　E-mail：WQ @ pmph.com
质量问题联系电话：010-59787234　E-mail：zhiliang @ pmph.com
数字融合服务电话：4001118166　E-mail：zengzhi @ pmph.com

《临床处方审核案例详解丛书》
分册目录

序号	书名	分册主编		
1.	处方审核基本知识	郑锦坤	邱凯锋	吴晓松
2.	感染性疾病	吴红卫	陈 杰	
3.	心血管系统疾病	刘春霞	郑 萍	陈艳芳
4.	呼吸系统疾病	魏 理		
5.	消化系统疾病	常惠礼	黎小妍	
6.	内分泌代谢疾病	伍俊妍	王 燕	
7.	神经系统疾病与精神障碍	张晓娟	温预关	
8.	五官科疾病	张紫萍	王延东	

序　一

在新医改的变革浪潮下,我国的医疗卫生服务体系面临着以疾病为中心向以患者为中心的方向转变,药师的服务模式也面临巨大挑战。当前,无论是医院药师还是社会药店药师,都要积极行动起来,主动适应药学服务从传统的调剂方式向以合理用药为目标、以患者为中心的全方位药学服务的转变,尤其是应加强患者个体化的合理用药支持工作。

在过去的几十年中,为解决缺医少药的问题,我国的传统药学教育培养了一大批"会做药"的药师。随着医改和健康中国战略的实施,我们不仅需要"会做药"的药师,还需要能服务于临床药物治疗和患者用药的"会用药"的药师。补齐当前缺乏"会用药"的药师这一短板是当务之急。

2018 年 6 月 29 日,国家卫生健康委员会办公厅、国家中医药管理局办公室、中央军委后勤保障部办公厅联合印发《医疗机构处方审核规范》(简称《规范》),《规范》中明确了"药师是处方审核工作的第一责任人",在肯定药师在合理用药中的地位的同时,也对药师的服务水平提出了更高层次的要求,并把处方审核作为药师进行合理用药服务工作的最重要的一环,因此提升药师的处方审核能力就变得极为重要。

本丛书的作者团队均为具有丰富的一线经验的处方审核专家,他们不辞辛苦,走遍大江南北,举办了多期药师处方审核能力培训班,积累了丰富的实战经验,结合工作中的真实案例形成此书。这种理论和案例相结合的编写模式是本丛书的一大特色。

本丛书不仅可以为一线药师提供实用的身临其境的帮助和指导,有助于药师处方审核实践能力的提升,同时也是对我国"会用药"的药师队伍建设的学术贡献。

仅以此简序,祝贺《临床处方审核案例详解丛书》出版!

李大魁

2020 年 5 月

序 二

2018年,国家卫生健康委员会等3个部门联合制定了《医疗机构处方审核规范》,明确了"药师是处方审核工作的第一责任人",并对处方审核管理和流程作出了具体规范。

不合理用药是全球性问题,已成为影响医疗质量和医疗费用的重要因素。药师的审方能力与医学素养和综合能力直接相关。我国的审方药师普遍存在知识结构缺陷和医学知识不足问题,缺乏及时发现并制止不合理处方的能力。因此,统一审方标准,规范审方行为,提高药师的综合素质,培养合格的审方药师已成为我国药学服务的当务之急。广东省药学会从2018年7月中旬启动"处方审核能力"培训学习班,并相继发布了《广东省药师处方审核能力培训标准》《处方审核标准索引(2019年版)》,出版了国内第一部审方教材《药师处方审核培训教材》;广东省省内培训实现全覆盖,并拓展到全国其他省区,同时为满足广大药师的需求开辟了线上培训。截至2019年12月,本项目已为全国各省市培训超过15 000名合格的审方药师,占我国医院药师总数的1/30,培训效果得到广泛肯定,处方审核培训项目广受欢迎,经培训合格的审方药师以其培训所获知识、技能已有效应用于临床审方实践中,成果颇丰。

随着《国务院办公厅关于加强三级公立医院绩效考核工作的意见》(国办发〔2019〕4号)的发布,以及医院绩效考核工作的不断推进,合理用药考核指标举足轻重,审方药师培训更需要与之相适应。广东省药学会在两年多的培训实践中,收集和积累了大量宝贵的问题处方案例,对提高审方药师的处方分析能力及审方技能具有十分重要的应用价值。为了更好地总结经验,并希望起到抛砖引玉的作用,广东省药学会组织各大医院专家和资深临床药师,共同编写了《临床处方审核案例详解丛书》,旨在为医院药师和社会药店药师提供审方指导和参考。本套丛书共8个分册。

本套丛书采取理论结合实践的撰写方式,按照系统疾病分类,列举了各系统常见疾病的流行病学特点、临床特点、诊断特点及相关疾病的高危因素及预防、治疗方法,重点分析处方常见问题。每个典型处方案例均来源于真实病例,书中详细解析各处方案例审核方法,明确学习目的,陈述案例客观资料,总结案例特征,并以药品说明书为基础,结合指南或专家共识,全面系统分析处方中药物使用的合理性及存在的问题,力求实用,以不断提高审方药师的审方专业技能。

本套丛书的出版,要特别感谢受邀参编的药学专家,他们以满腔的热情、丰富的经验,在较为紧迫的时间内以较高质量完成了本丛书的编写工作;此外,广大审方培训班学员也提出了很多建设性意见,在此一并感谢。

由于医药科学迅猛发展,因此本丛书所述的案例及机制分析有可能存在滞后情况,衷心希望专家和其他读者惠予纠正。

丛书编委会
2020 年 5 月

前　言

2017年,国家卫生计生委颁发《关于加强药事管理转变药学服务模式的通知》,要求各地要按照《处方管理办法》,加强处方审核调剂工作,减少或杜绝不合理用药及用药错误。医疗机构要建立完善的处方审核制度,优化管理流程,确保所有处方经药师审核后调配发放。2020年,国家卫生健康委员会等6部门制定了《关于加强医疗机构药事管理　促进合理用药的意见》,明确要求医疗机构医院药师负责处方的审核、调剂等药学服务工作,所有处方应当经审核通过后方可进入划价收费和调配环节。要加大处方审核和点评力度,重点对处方的合法性、规范性、适宜性进行审核,对于不规范处方、用药不适宜处方及超常处方等,应当及时与处方医师沟通并督促修改,确保实现安全、有效、经济、适宜用药。

为推进处方审核工作的落实,2018年6月,国家卫生健康委员会等3部门联合制定《医疗机构处方审核规范》(简称《规范》),共包括7章23条,对处方审核的基本要求、审核依据和流程、审核内容、审核质量管理、培训等作出具体指引。

面临医院药学服务模式的变革和转型,医院药师是否具备处方审核所需的综合能力与技术水平呢? 这是我们每一位医院药师深思与践行的课题。

为此,广东省药学会自2018年起,精心组织有丰富实践经验的资深药师和临床医师,率先在全国举办系列全方位多系统的处方审核培训班,并编写了处方审核教材及配套的《临床处方审核案例详解丛书》。本《处方审核基础知识》分册即为《临床处方审核案例详解丛书》分册之一。全书共分为八章,其中第一章处方审核总论由黄卫娟主任药师等负责编写;第二章处方审核中的文献检索工具及应用由周婧副主任药师等负责编写;第三章处方审核中的药剂学问题由郑锦坤主任药师等负责编写;第四章超说明书用药处方审核案例详解由邱凯锋主任药师等负责编写;第五章高警示药品处方审核案例详解由杨晨主任药师等负责编写;第六章需皮试药物处方审核案例详解由王颖彦主任药师等负责编写;第七章静脉药物处方审核案例详解由吴晓松主任药师等负责编写;第八章中药注射剂处方审核案例详解由唐洪梅主任药师等负责编写。

本书是系列丛书的基础,涵盖内容广泛全面,介绍药师审方工作所涉及的法律、法规,审方药师的职责,规范的操作流程,审方所需的检索工具;概述各类不同给药途径、不同应用类别药物的药理学、药效学理论,列举了各类代表性的处方审核真实案例,以培养审方药师独立学习、分析问题以及挖掘问题的能力,提高药学服务水平。本书的编写目的是希望为审方药师学习审方技能提供基础知识铺垫,为药师审方提供基本理论及工具,培养审方思维能力,从而使药师在审方工作中能够举一反三,关联所学审方知识与审方实践的内在。此外,本书还可作为临床药师、临床医师、护士(特别是基层医疗机构的医务人员和年轻医务人员)、临床药学专业学生的参考用书。

　　本书凝聚了临床药师、临床医师大量的工作经验和积累,全体编写人员均付出了极大的努力,在此表示感谢!但是由于作者知识水平与实践经验有限,不足之处在所难免,特别有些案例的建议难免存在一定程度的主观性和局限性。同时由于医学的不断进步,书中观点可能会存在纰漏,恳请医药学界专家和其他读者给予批评指正,以便再版修订时改正。

郑锦坤　邱凯锋　吴晓松
2023 年 9 月

目　　录

第一章

处方审核总论

第一节　处方审核概述

一、处方审核的定义

处方审核是指药学专业技术人员运用专业知识与实践技能,根据相关法律法规、规章制度与技术规范等,对医师在诊疗活动中为患者开具的处方,进行合法性、规范性和适宜性审核,并作出是否同意调配发药决定的药学技术服务。

二、处方审核的分类及特点

处方审核按照范围分为住院医嘱审核和门急诊处方审核两大类。

(一) 住院医嘱审核

住院医嘱审核是对住院患者用药医嘱的审核,药师通过查阅患者的病历,了解患者的病史及用药史,还可以直接向患者了解其病情,进而较全面地了解患者的整体情况,对用药合理性作出较为客观全面的评价。

(二) 门急诊处方审核

门急诊处方的审核,既没有病历查阅,又无法直接向患者了解其病情,主要由药师通过医师开具的处方内容了解、临床诊断和用药明细等,对用药适宜性进行评价审核。必要时可通过与患者或医师的沟通确认具体情况。

三、处方审核的流程

药师是处方审核工作的第一责任人。目前的处方审核分为借助信息系统审核和人工审核两种。其审核内容应该是对处方的合法性、规范性、适宜性各项进行逐一审核。合法性包括处方医师在所在机构是否具有合法的处方权,即是否已在所在机构注册登记。通常是在医务部门登记备案,在医务部门和

1

药学部门签名留样,并录入信息系统,经相关培训考核合格后,开放相应的权限。如麻醉药品、精神药品、抗菌药物、抗肿瘤药物等的处方权,需经过麻醉药品、精神药品、抗菌药物、抗肿瘤药物临床应用知识培训,考核合格后,由医务部门备案授权,在信息系统开放权限方可开出处方。规范性审核包括处方书写是否符合《处方管理办法》规定,同时应关注不同疾病情况下的剂型、用量和天数。处方的合法性、规范性审核可以通过信息系统予以限制,人工审核则要求全部由药师把关,处方的适宜性审核,属于技术层面的工作,是体现药师职业素养、技术能力的核心。适宜性审核按《处方管理办法》中7项审核内容,《医疗机构处方审核规范》西药及中成药处方9项审核内容和中药饮片处方5项审核内容进行。

对信息系统软件筛选出的不合理处方,药师应进行人工审核;软件不能审核的部分或对于没有信息系统的基层医院,药师应进行人工审核。药师审核为合理的处方,纸质处方手写签名(或加盖专用印章),电子处方进行电子签名后,才进入收费、调配环节。审核判定为不合理处方,由药师(非患者)负责与处方医师沟通,请其确认或重新开具处方,重新进行上述流程。处方审核流程详见图1-1。

医院应建立与完善审方规则,包括对医师、药师的要求和对信息系统的要求。人工审核时,门诊药师难以获取医学相关检查、检验学资料、既往病史、用药史、过敏史等信息,以及患者是否有食物、药物过敏史和禁忌证;静脉输注的药品给药速度是否适宜,门诊处方包括医嘱单也没有相关描述,药师不能完成静脉输注的药品给药速度的审核。因此,无论是借助信息系统软件审核,还是人工审核,没有强大的信息系统支撑,药师作为处方审核工作的第一责任人仍然有其局限性。

四、处方审核人员的资质及培训考核与继续教育

处方审核是医院药师的核心工作之一,是长期以来一直履行的职责。《医疗机构处方审核规范》的发布,明确了药师是处方审核工作第一责任人的地位,使药师作为合理用药把关人的地位再次被肯定,这给予了药师展现技术价值的机会和场所,而机遇与挑战并存,药师要看到承担"第一责任人"可能存在的不足。为此,要针对性地弥补不足,不断地更新知识,确保自身知识储备与医药学发展同步。

处方审核人员的资质,要求具有3年及以上处方调剂经验的药师及以上任职资格,接受过处方审核相关的专业知识培训并考核合格,并熟悉相关法律、法规、政策、职业道德、工作制度和岗位职责、本岗位的特殊要求及操作规程等。而参与临床药物治疗、查房、会诊、疑难危重病例讨论、死亡病例讨论等,

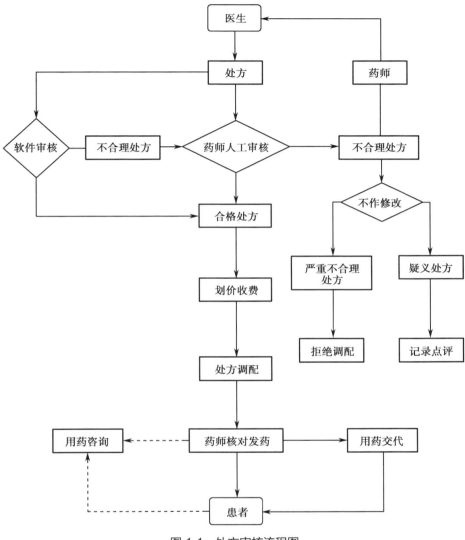

图 1-1 处方审核流程图

有助于拓展知识和能力,提高处方审核水平。中药药师还应当接受中医药的基本理论、基本知识和基本技能的培训。随着医疗技术迅速发展,新药不断出现,各专科的临床诊疗指南的更新,药师要不断接受新知识、新理论,紧跟学术发展的步伐,需要每 2~3 年定期接受具有针对性的继续教育。

五、审方软件要求

首先,医院应有信息系统支持电子处方,信息系统为处方审核提供必要的医学相关检查资料、检验学资料、现病史、既往史、用药史、过敏史、电子病历等信息。

其次,知识库的建立,所用审方软件、审方规则应当有明确的临床用药依据。知识库包括药品说明书、国家处方集、临床应用指南、临床诊疗常规、临床路径、循证医学证据等。最后,要保障信息系统的安全,审方软件应该结合本医疗机构的特点、历史数据,建立适合本机构的规则并及时更新,并根据使用过程中出现的问题进行持续改进。因此,没有完美的软件系统,数据库的及时更新能力决定了审方软件的优劣。

六、处方审核质量管理

《医疗机构处方审核规范》规定了处方审核的必备条件,包括审方人员的资质、审方场所、审方设备、制定本机构审方规范与制度。对审方进行全程的质量管理,建立处方审核质量监测指标体系,对处方审核的数量、质量、效率和效果等进行评价,并根据存在的问题提出持续改进的措施并落实,不断完善审方系统。

第二节 处方审核的指导性文件

处方审核的指导性文件主要是与医疗机构药事管理相关的法律法规等。以下就这些法律法规做简要介绍。

一、《中华人民共和国药品管理法》

《中华人民共和国药品管理法》(简称《药品管理法》)是 1984 年 9 月 20 日第六届全国人民代表大会常务委员会第七次会议通过,自 1985 年 7 月 1 日起施行。现行版本为 2019 年 8 月 26 日第十三届全国人民代表大会常务委员会第十二次会议第二次修订版。该法以药品监督管理为主要内容,对药品评审与质量检验、药品生产经营管理、药品使用与安全监督管理、医疗机构药事管理、药品稽查管理、药品集中招投标采购管理等进行科学指导的法律性文件;共 12 章 155 条,其中第六章与医疗机构处方审核相关。

《药品管理法》第六章第七十三条:依法经过资格认定的药师或者其他药学技术人员调配处方,应当进行核对,对处方所列药品不得擅自更改或者代用。对有配伍禁忌或者超剂量的处方,应当拒绝调配;必要时,经处方医师更正或者重新签字,方可调配。这一规定明确了医疗机构药师的调配、审核处方的职责。

二、《中华人民共和国药品管理法实施条例》

《中华人民共和国药品管理法实施条例》是中华人民共和国国务院令第360号,于2002年8月4日颁布,自2002年9月15日起施行,根据2016年2月6日《国务院关于修改部分行政法规的决定》第一次修订,根据2019年3月2日《国务院关于修改部分行政法规的决定》第二次修订,共10章80条。其中第四章的第二十五条规定:医疗机构审核和调配处方的药剂人员必须是依法经资格认定的药学技术人员。明确了处方审核和调配处方的药学人员的资质。

三、《中华人民共和国医师法》

《中华人民共和国医师法》(简称《医师法》)是中华人民共和国主席令第九十四号公布,2021年8月20日第十三届全国人民代表大会常务委员会第三十次会议通过,自2022年3月1日起施行。是从医师准入考核制度、医德约束、相关法律责任,到医师的合法权益,对医疗质量作出法律保障;共7章67条,其中第二章的第十四条与在医疗机构开具处方的合法性相关,即医师应按其注册的执业地点、执业类别、执业范围执业,从事相应的医疗卫生业务,按需开具处方。第三章的第二十八条规定:医师应当使用经依法批准或者备案的药品、消毒药剂、医疗器械,采用合法、合规、科学的诊疗方法。除按照规范用于诊断治疗外,不得使用麻醉药品、医疗用毒性药品、精神药品、放射性药品。

四、《医疗机构管理条例》

《医疗机构管理条例》是中华人民共和国国务院令第149号,于1994年2月26日颁布,1994年9月1日实施,现行版本为根据2022年3月29日《国务院关于修改和废止部分行政法规的决定》第二次修订;共7章53条,其中第四章的第三十五条与医疗机构的药品管理相关,明确必须按照有关药品管理的法律、法规加强药品管理。

五、《医疗机构管理条例实施细则》

《医疗机构管理条例实施细则》是根据《医疗机构管理条例》制定的细则,中华人民共和国卫生部令第35号,1994年8月29日发布,1994年9月1日起施行;共8章91条,其中第五章的第五十九条规定了医疗机构不得使用假劣药品、过期和失效药品以及违禁药品。

根据国务院推进简政放权、放管结合、优化服务的改革部署和促进健康服务业发展的工作要求,国家卫生计生委决定对《医疗机构管理条例实施细则》(原卫生部令第 35 号)作出修改,《国家卫生计生委关于修改〈医疗机构管理条例实施细则〉的决定》国家卫生和计划生育委员会令(第 12 号),已于 2017 年 2 月 3 日经国家卫生计生委主任会议讨论通过,自 2017 年 4 月 1 日起施行。修改内容不涉及医疗机构药事管理。

六、《麻醉药品和精神药品管理条例》

《麻醉药品和精神药品管理条例》是中华人民共和国国务院令第 442 号,2005 年 8 月 3 日公布,2005 年 11 月 1 日起施行,根据 2013 年 12 月 7 日《国务院关于修改部分行政法规的决定》第一次修订,根据 2016 年 2 月 6 日《国务院关于修改部分行政法规的决定》第二次修订。其目的是加强麻醉药品和精神药品的管理,保证麻醉药品和精神药品的合法、安全、合理使用,防止流入非法渠道,共 9 章 89 条。其中第三章的第三十条规定了麻醉药品和第一类精神药品不得零售。第三十二条规定了第二类精神药品零售企业应当凭执业医师出具的处方,按规定剂量销售第二类精神药品,不得向未成年人销售第二类精神药品。第四章的第三十八条、第三十九条、第四十条,规定了医疗机构医师麻醉药品和第一类精神药品的处方权、使用原则,开具麻醉药品和精神药品使用专用处方及用量需符合国务院卫生主管部门的规定,以及建立医师处方资格档案。第四十条进一步明确了麻醉药品和第一类精神药品处方的调配、核对、登记要求,对不符合规定的,处方调配人、核对人应当拒绝发药。

第八章的第七十三条规定了具有麻醉药品和第一类精神药品处方资格的执业医师,违反本条例的规定开具麻醉药品和第一类精神药品处方,或者未按照临床应用指导原则的要求使用麻醉药品和第一类精神药品的,由其所在医疗机构取消其麻醉药品和第一类精神药品处方资格;造成严重后果的,由原发证部门吊销其执业证书。执业医师未按照临床应用指导原则的要求使用第二类精神药品或者未使用专用处方开具第二类精神药品,造成严重后果的,由原发证部门吊销其执业证书。未取得麻醉药品和第一类精神药品处方资格的执业医师擅自开具麻醉药品和第一类精神药品处方,由县级以上人民政府卫生主管部门给予警告,暂停其执业活动;造成严重后果的,吊销其执业证书;构成犯罪的,依法追究刑事责任。

七、《医疗机构药事管理规定》

《医疗机构药事管理规定》(卫医政发〔2011〕11 号)是卫生部、国家中医药管理局、总后勤部卫生部于 2011 年 1 月 30 日联合发出。其目的是加强医疗机构药事管理,促进药物合理应用,保障公众身体健康,全文共 52 条。其中第四条规定了把医疗机构药事管理和药学工作作为医疗工作的重要组成部分,指出应当设置药事管理组织和药学部门。第五条也强调了从事药学专业技术工作的药学专业技术人员的资格要求。第十八条指出医疗机构应当遵循有关药物临床应用指导原则、临床路径、临床诊疗指南和药品说明书等合理使用药物;对医师处方、用药医嘱的适宜性进行审核。第二十八条要求药学专业技术人员应当严格按照《药品管理法》《处方管理办法》等法律、法规、规章制度和技术操作规程,认真审核处方或者用药医嘱,经适宜性审核后调剂配发药品。发出药品时应当告知患者用法用量和注意事项,指导患者合理用药。第三十五条要求加强对药学专业技术人员的培养、考核和管理,制订培训计划以及继续医学教育,并作为药学专业技术人员考核、晋升专业技术职务任职资格和专业岗位聘任的条件之一。第三十六条尤其重要,对医疗机构药师工作职责进行了较为详细的规定。

医疗机构药师工作职责:

(一)负责药品采购供应、处方或者用药医嘱审核、药品调剂、静脉用药集中调配和医院制剂配制,指导病房(区)护士请领、使用与管理药品。

(二)参与临床药物治疗,进行个体化药物治疗方案的设计与实施,开展药学查房,为患者提供药学专业技术服务。

(三)参加查房、会诊、病例讨论和疑难、危重患者的医疗救治,协同医师做好药物使用遴选,对临床药物治疗提出意见或调整建议,与医师共同对药物治疗负责。

(四)开展抗菌药物临床应用监测,实施处方点评与超常预警,促进药物合理使用。

(五)开展药品质量监测,药品严重不良反应和药品损害的收集、整理、报告等工作。

(六)掌握与临床用药相关的药物信息,提供用药信息与药学咨询服务,向公众宣传合理用药知识。

(七)结合临床药物治疗实践,进行药学临床应用研究;开展药物利用评价和药物临床应用研究;参与新药临床试验和新药上市后安全性与有效性监测。

(八)其他与医院药学相关的专业技术工作。

八、《处方管理办法》

《处方管理办法》是中华人民共和国卫生部令第 53 号于 2006 年 11 月 27 日经卫生部部务会议讨论通过发布,自 2007 年 5 月 1 日起施行。其目的是规范处方管理,提高处方质量,促进合理用药,保障医疗安全,处方包括医疗机构门诊处方及病区用药医嘱单,由注册的执业医师为患者开具,由取得药学专业技术职务任职资格的药师审核、调配、核对,并作为患者用药凭证的医疗文书,共 8 章 63 条。其中第一章的第二条、第四条明确了开具处方的医师和调配处方的药师的职责,以及应遵循安全、有效、经济的原则;第二章的第五条规定了处方的标准和格式;第六条规定了处方书写的规则;第七条规定了处方中药品剂量与数量用阿拉伯数字,剂量应当使用法定计量单位。

处方书写应当符合下列规则:

(一) 患者一般情况、临床诊断填写清晰、完整,并与病历记载相一致。

(二) 每张处方限于一名患者的用药。

(三) 字迹清楚,不得涂改;如需修改,应当在修改处签名并注明修改日期。

(四) 药品名称应当使用规范的中文名称书写,没有中文名称的可以使用规范的英文名称书写;医疗机构或者医师、药师不得自行编制药品缩写名称或者使用代号;书写药品名称、剂量、规格、用法、用量要准确规范,药品用法可用规范的中文、英文、拉丁文或者缩写体书写,但不得使用“遵医嘱”“自用”等含糊不清字句。

(五) 患者年龄应当填写实足年龄,新生儿、婴幼儿写日、月龄,必要时要注明体重。

(六) 西药和中成药可以分别开具处方,也可以开具一张处方,中药饮片应当单独开具处方。

(七) 开具西药、中成药处方,每一种药品应当另起一行,每张处方不得超过 5 种药品。

(八) 中药饮片处方的书写,一般应当按照“君、臣、佐、使”的顺序排列;调剂、煎煮的特殊要求注明在药品右上方,并加括号,如布包、先煎、后下等;对饮片的产地、炮制有特殊要求的,应当在药品名称之前写明。

(九) 药品用法用量应当按照药品说明书规定的常规用法用量使用,特殊情况需要超剂量使用时,应当注明原因并再次签名。

(十) 除特殊情况外,应当注明临床诊断。

(十一) 开具处方后的空白处画一斜线以示处方完毕。

(十二) 处方医师的签名式样和专用签章应当与院内药学部门留样备查的式样相一致,不得任意改动,否则应当重新登记留样备案。

医生所开具的处方是否符合处方规范,一直是药师审核工作的内容之一,是对处方形式审查的主要内容之一,这既是对医师开具处方的要求,也是今后允许处方外流时,药师审核必须把关的内容。

第十条规定了医师应当在注册的医疗机构签名留样或者专用签章备案后,方可开具处方。第十一条规定了开具麻醉药品和第一类精神药品的医师和调剂处方的药师,均需经麻醉药品和精神药品使用知识和规范化管理的培训,考核合格,医师取得麻醉药品和第一类精神药品的处方权后,方可在本机构开具麻醉药品和第一类精神药品处方,但不得为自己开具该类药品处方;药师取得麻醉药品和第一类精神药品的调剂资格后,方可在本机构调剂麻醉药品和第一类精神药品。这里明确了医师、药师的资格许可问题,也间接表明了这是药师应该审核的内容(由信息系统开出处方的医疗机构,可由信息系统设定处方权和调剂资格权限)。

第四章的第十四条、第十七条、第十八条、第十九条明确了医师开具处方的依据,需要按照诊疗规范、药品说明书中的药品适应证、药理作用、用法、用量、禁忌、不良反应和注意事项等开具处方;医疗用毒性药品、放射性药品的处方应当严格遵守有关法律、法规和规章的规定。应当使用药品通用名、新活性化合物的专利药品名称和复方制剂药品名称。并规定了处方的有效期和药品用量,一般当日有效,特殊情况下需延长有效期的,有效期最长不得超过 3 日。处方一般不得超过 7 日用量;急诊处方一般不得超过 3 日用量;对于某些慢性病、老年病或特殊情况,处方用量可适当延长,但医师应当注明理由。医疗用毒性药品、放射性药品的处方用量应当严格按照国家有关规定执行。

第二十三条规定了门(急)诊患者麻醉药品、第一类精神药品以及第二类精神药品的处方天数和用量。麻醉药品和第一类精神药品:注射剂,每张处方为一次常用量;控(缓)释制剂,每张处方不得超过 7 日常用量;其他剂型,每张处方不得超过 3 日常用量。哌甲酯用于治疗儿童多动症时,每张处方不得超过 15 日常用量。第二类精神药品一般每张处方不得超过 7 日常用量;对于慢性病或某些特殊情况的患者,处方用量可以适当延长,医师应当注明理由。

第二十四条、第二十五条分别规定了门(急)诊癌症疼痛患者和中、重度慢性疼痛患者和住院患者,麻醉药品、第一类精神药品的处方天数和用量。麻醉药品、第一类精神药品注射剂,每张处方不得超过 3 日常用量;控缓释制剂,每张处方不得超过 15 日常用量;其他剂型,每张处方不得超过 7 日常用量。为住院患者开具的麻醉药品和第一类精神药品处方应当逐日开具,每张处方为 1 日常用量。

第五章的第二十九条、第三十一条、第三十三条、第三十四条、第三十五条、第三十七条明确了处方调剂人员资格和职责以及操作规范:具有药师以上专业技术职务任职资格的人员负责处方审核、评估、核对、发药以及安全用药指导;药士从事处方调配工作。药师应当按照操作规程调剂处方药品,认真审核处方,准确调配药品,正确书写药袋或粘贴标签,注明患者姓名和药品名称、用法、用量、包装;调剂处方时必须做到"四查十对",即查处方,对科别、姓名、年龄;查药品,对药名、剂型、规格、数量;查配伍禁忌,对药品性状、用法用量;查用药合理性,对临床诊断。发药时向患者进行用药交代与指导,包括每种药品的用法、用量、注意事项等。

处方审核包括处方的合法性、规范性、适宜性审核,药师应当对处方用药适宜性进行审核,审核内容包括:规定必须做皮试的药品,处方医师是否注明过敏试验及结果的判定;处方用药与临床诊断的相符性;剂量、用法的正确性;选用剂型与给药途径的合理性;是否有重复给药现象;是否有潜在临床意义的药物相互作用和配伍禁忌;其他用药不适宜情况。

第三十六条赋予了药师对严重问题处方拒绝调配的权利,药师审核处方,认为存在用药不适宜时,应当告知处方医师,请其确认或者重新开具处方;发现严重不合理用药或者用药错误,应当拒绝调剂,及时告知处方医师,并应当记录,按照有关规定报告,后续对问题作出界定,杜绝问题重复出现。

第七章的第五十四条,明确了处方相关问题相应的法律责任。医疗机构有下列情形之一的,由县级以上卫生行政部门按照《医疗机构管理条例》第四十八条的规定,责令限期改正,并可处以5 000元以下的罚款,情节严重的,吊销其"医疗机构执业许可证":使用未取得处方权的人员、被取消处方权的医师开具处方的;使用未取得麻醉药品和第一类精神药品处方资格的医师开具麻醉药品和第一类精神药品处方的;使用未取得药学专业技术职务任职资格的人员从事处方调剂工作。

九、《医院处方点评管理规范(试行)》

《医院处方点评管理规范(试行)》(卫医管发〔2010〕28号)由卫生部于2010年2月10日印发,是为了规范医院处方点评工作,提高处方质量,促进合理用药,保障医疗安全而制定。其目的是进一步加强合理用药管理,充分发挥药学人员的专业技术把关作用,共6章27条。其中第一章的第四条明确医院应当加强处方质量和药物临床应用管理,规范医师处方行为,落实处方审核、发药、核对与用药交代等相关规定;定期对医务人员进行合理用药知识培训与教育;制定并落实持续质量改进措施。第二十六条明确了药师未按规定审核处方、调剂药品、进行用药交代或未对不合理处方进行有效干预的,医院应当采取教育培训、批评等措施;对患者造成严重损害的,卫生行政部门应当依法给予相应处罚。

十、《关于加强药事管理转变药学服务模式的通知》

《关于加强药事管理转变药学服务模式的通知》(国卫办医发〔2017〕26号)是国家卫生计生委办公厅、国家中医药管理局办公室于 2017 年 7 月 5 日印发的。医改进入了"深水区",药品加成的取消,医疗机构药学服务工作将面临新的任务和挑战,对此提出了进一步加强药事管理,促进药学服务模式转变,维护人民群众健康权益,以适应改革要求。当中涉及审方的有关要求如下:

1. 高度重视药事管理　药学部门是医疗机构提供药学专业技术服务的重要部门,药师是提供药学专业技术服务的重要医务人员,以合理用药为核心的药事服务是诊疗活动的重要内容。

2. 转变药学服务模式　各地要结合医学模式转变,推进药学服务从"以药品为中心"转变为"以患者为中心",从"以保障药品供应为中心"转变为"在保障药品供应的基础上,以重点加强药学专业技术服务、参与临床用药为中心"。促进药学工作更加贴近临床,努力提供优质、安全、人性化的药学专业技术服务。

3. 加强药学部门建设　医疗机构要设置相适应的药学部门,落实《二、三级综合医院药学部门基本标准(试行)》《医院中药房基本标准》等规定,加强药学专业技术人员和设备设施配备。药学部门要发挥管理职能,会同其他职能部门和临床科室,切实加强药品遴选、采购、处方审核、处方调剂、临床应用和评价等各个环节的全过程管理。

4. 落实相关制度规范　各地要进一步落实《中华人民共和国药品管理法》《麻醉药品和精神药品管理条例》《医疗机构药事管理规定》《抗菌药物临床应用管理办法》《中成药临床应用指导原则》《医院中药饮片管理规范》等有关法律、法规及规定,按照糖皮质激素类药物、麻醉药品、精神药品、抗菌药物、中成药、中药饮片等药物临床应用指导原则,全面加强管理,促进临床合理用药。

5. 加强处方审核调剂　各地要按照《处方管理办法》,加强处方审核调剂工作,减少或杜绝不合理用药及用药错误。医疗机构要建立完善的处方审核制度,优化管理流程,确保所有处方经药师审核后调配发放。药师审核发现问题,要与医师沟通进行干预和纠正。药师调剂处方时须做到"四查十对",保障患者用药安全。

6. 推行信息化管理　医疗机构要大力加强信息化建设,将临床用药管理要求通过信息化手段予以体现,在此基础上建立药事管理绩效考核制度,提高管理效果和效率。通过多媒体、自助查询机和微信平台等方式,方便患者查询药品用法用量、使用注意事项等信息。通过信息化建设,加强对高血压、糖尿病等慢性病患者的随访,为患者提供药品配送、用药指导服务,加强合理用药宣传,保障用药更加安全。

十一、《医疗机构处方审核规范》

为规范医疗机构处方审核工作,促进临床合理用药,保障患者用药安全,国家卫生健康委员会、国家中医药管理局、中央军委后勤保障部 3 部门联合制定了《医疗机构处方审核规范》(以下简称《规范》)。《规范》共包括 7 章 23 条,对处方审核的基本要求、审核依据和流程、审核内容、审核质量管理、培训等作出规定。通过规范处方审核行为,一方面提高处方审核的质量和效率,促进临床合理用药;另一方面体现药师专业技术价值,转变药学服务模式,为患者提供更加优质、人性化的药学技术服务。其中第二章第四条对处方前置审核提出硬性要求,即所有处方均应当经审核通过后方可进入划价收费和调配环节,未经审核通过的处方不得收费和调配。第二章第六条明确药师作为处方审核工作的第一责任人,应当对处方各项内容进行逐一审核,并包括信息系统筛选出的不合理处方及信息系统不能审核的部分。而第二章第八条更是明确处方审核信息化的重要性,即通过信息系统为处方审核提供必要的信息,而信息系统内置审方规则应当由医疗机构制定或经医疗机构审核确认,并有明确的临床用药依据来源。第三章第十一条指出处方审核需要保持足够循证依据,但支持其灵活性的提升,即由药事管理与药物治疗学委员会充分考虑患者用药安全性等综合因素,并结合专业学(协)会及临床专家认可的临床规范、指南等,制定适合本机构的临床用药规范指南,为处方审核提供依据。第四章第十五条对药师的审核内容要求越发全面,而西药、中成药、中成药与西药、中成药与中药饮片之间是否存在重复给药和有临床意义的相互作用更是把握难度较大。第五章更是全面肯定处方审核质量评价体系建立和追求管理质量的保证,即建立处方审核质量监测指标体系,对处方审核的数量、质量、效率和效果等进行评价,至少包括处方审核率、处方干预率、处方合理率等。

十二、《关于加强医疗机构药事管理 促进合理用药的意见》

为贯彻落实党中央、国务院决策部署,按照深化医改重点任务安排,2020年 2 月 21 日,国家卫生健康委会同教育部、财政部、人力资源社会保障部、国家医保局、国家药监局 6 部门制定了《关于加强医疗机构药事管理 促进合理用药的意见》(以下简称《意见》)并经国务院同意,印发各省、自治区、直辖市人民政府和新疆生产建设兵团实施。《意见》共有 6 部分内容。

一是加强医疗机构药品配备管理。包括规范医疗机构用药目录、完善医疗机构药品采购供应制度、完善药事管理与药物治疗学委员会制度 3 方面措施。提出推动各级医疗机构形成以基本药物为主导的"1+X"用药模式，"1"为国家基本药物目录；"X"为非基本药物。强化医疗机构药事管理与药物治疗学委员会作用，成立国家级、省级、地市级药事管理与药物治疗学委员会，提供相应技术支持。

二是强化药品合理使用。包括加强医疗机构药品安全管理、提高医师临床合理用药水平、强化药师或其他药学技术人员对处方的审核、加强合理用药管理和绩效考核 4 方面措施。提出优先选用国家基本药物、国家组织集中采购和使用药品及国家医保目录药品。合理用药相关指标纳入医疗机构及医务人员绩效考核体系。

其中含涉及审方的重要条款:(六)强化药师或其他药学技术人员对处方的审核。加大培养培训力度，完善管理制度，提高药师或其他药学技术人员参与药物治疗管理的能力。药师或其他药学技术人员负责处方的审核、调剂等药学服务，所有处方均应当经审核通过后方可进入划价收费和调配环节。要加大处方审核和点评力度，重点对处方的合法性、规范性、适宜性进行审核，对于不规范处方、用药不适宜处方及超常处方等，应当及时与处方医师沟通并督促修改，确保实现安全、有效、经济、适宜用药。(七)加强合理用药管理和绩效考核。卫生健康行政部门要将医疗机构药物合理使用等相关指标纳入医疗机构及医务人员绩效考核体系，并细化实化基本药物采购和使用等相关考核指标及内容。药师或其他药学技术人员发现不合理处方应当及时按有关规定进行处置。医保部门发现可能会对医疗保障基金支出造成影响或损失的处方，应当及时按有关规定和协议进行处理，并做好和医疗机构的沟通。

三是拓展药学服务范围。包括加强医疗机构药学服务、发展居家社区药学服务、规范"互联网＋药学服务"3 方面措施。要强化临床药师配备，鼓励医疗机构开设药学门诊。规范电子处方在互联网流转过程中的关键环节的管理，电子处方审核、调配、核对人员必须采取电子签名或信息系统留痕的方式，确保信息可追溯。

四是加强药学人才队伍建设。包括加强药学人才培养、合理体现药学服务价值、保障药师合理薪酬待遇 3 方面措施。提出在医疗服务价格中统筹考虑药学服务的成本和价值，激励药学人员在促进合理用药、减少资源浪费等方面发挥积极作用。医疗机构应在药师薪酬中体现其技术劳务价值。医保部门将药师审核处方情况纳入医保定点医疗机构绩效考核体系。

五是完善行业监管。包括开展药品使用监测和临床综合评价、加强合理用药监管、规范药品推广和公立医疗机构药房管理3方面措施。国家卫生健康委会同相关部门建立抽查机制,每年组织对各省(区、市)处方有关情况按一定比例进行抽查,各地也要相应加大抽查和公布力度。医疗机构要加强对参加涉及药品耗材推广的学术活动的管理。

六是强化组织实施。从加强组织领导、强化部门协作、加强督促指导、加强宣传引导4个方面提出了工作要求。提出中药药事管理要根据中医药特点,明确由国家中医药局会同相关部门另行制定实施。

第三节　处方审核要素

处方审核是药师运用专业知识与实践技能,根据相关法律法规、规章制度与技术规范等对医师为患者开具的用药医嘱进行合法性、规范性和适宜性审核,包括住院医嘱和门(急)诊处方(纸质版和电子版处方)。对于住院医嘱的审核,药师能够根据患者具体的相关信息,较准确地评价临床用药的合理性;而门(急)诊处方的审核,药师只有从处方上的临床诊断获取疾病的信息,审核出来的处方不可避免地存在片面性。

药师审方需要具备一定的专业知识和能力。进行处方审核的药师必须熟悉药品管理使用的相关法律法规、规章制度;具备全面系统的药物知识,掌握各药物的作用特点;此外,还应了解各疾病的发病原因、临床表现、疾病发展过程中可能引起的并发症以及疾病之间的内在联系;具有一定的外语阅读能力和文献搜索能力。

一、处方的合法性审核

处方的合法性包括3个方面:医师执业注册信息及签章;医师相关处方权;药品使用相关规定。处方开具时,处方医师应根据《处方管理办法》在本机构取得合法的处方权,即已在本机构注册登记。处方权通常是在医务部门登记备案,在医务部门和药学部门签名留样,并录入信息系统,经相关培训考核合格后,开放相应的权限。而麻醉药品、精神药品、抗菌药物等处方权,则需经过麻醉药品、精神药品、抗菌药物临床应用知识培训,考核合格后,由医务部门备案授权,在信息系统开放权限后方可开出相关处方。

药师接到医师处方进行审核时,首先需要判断处方的合法性,可从医师信息和处方权、药品使用规定3个方面来确认。医师信息和处方权:处方医师应具有相应药品的处方权,且无超地点、超专业范围执业,处方医师的签名式样或专用签章应与本医疗机构备案留存的一致,不得任意改动,否则应当重新登记留样备案(医师不得为自己开具麻醉药品、第一类精神药品处方);药品使用应该符合《处方管理办法》的要求,而医师所开具的处方如果不符合有关规定,药师不得调配。药师应认真学习相关法律法规,掌握相关规定要求,对医师开具处方的合法性能快速作出判断,如医院有审方系统,可将处方的合法性审核嵌入审方系统,由系统作出判断。

我国境内所发生的医疗行为都必须符合我国相关的法律法规以及医疗机构的相关规定,严格执行符合规定的流程。只有这样,才能确保患者的医疗安全和保护医护人员及医疗机构的切身利益。

二、处方的规范性审核

处方的规范性是指医师在开具处方时,书写应规范、完整不缺项、字迹清晰无误,处方的规范性审核内容如下。

(一) 处方前记的内容

门诊号或住院号、科别,患者姓名、性别、年龄等应书写完整,患者年龄还应当填写实足年龄,新生儿、婴幼儿应写日龄、月龄,必要时要注明体重,以便精确计算药物剂量,如为麻醉药品和第一类精神药品处方还应当填写患者身份证号码,代办人的姓名和身份证号码。书写临床诊断时,应根据患者的不同疾病分别罗列出所有的临床诊断,以便药师审核处方用药是否与临床诊断相符。

(二) 处方正文的内容

处方正文是处方的重要组成部分,其内容包括药品信息和医嘱信息。医师开具处方时必须使用药品通用名;处方用语规范,不得使用自用、遵医嘱等用语;处方修改处,医师须重新签名;中药饮片与西药不可开具在同一张处方上;开具中成药、西药处方,每张处方不得超过 5 种药品;中药饮片处方的书写,一般应当按照"君、臣、佐、使"的顺序排列,调剂、煎煮的特殊要求应注明在药品右上方,并加括号,如布包、先煎、后下等,对饮片的产地、炮制有特殊要求的,应当在药品名称之前写明;药品用法用量应当按照药品说明书规定的常规用法用量使用,特殊情况需要超剂量使用时,应当注明原因并再次签名。

(三) 处方后记的内容

医师签名信息和收费信息。开具处方的医师须在处方规定处签名或盖章,医师签章要规范,且须与在本医疗机构签章备案留样一致;处方除了具有法律性、社会性,还具有经济性,医师开好的处方需缴费后取药。应逐项检查处方前记、正文、后记书写是否清晰、完整,并符合规范。

三、处方的适宜性审核

处方的适宜性审核是处方审核的重点和难点,是对处方用药的安全性、合理性、经济性作出判断,并对存在安全性、合理性问题的用药进行事前干预。适宜性包括以下 7 个方面。

(一) 处方用药与临床诊断是否相符

处方用药与临床诊断是否相符是指处方用药的适应证是否符合临床诊断。临床根据疾病的情况不同而采用不同的治疗方案,对于可以消除的病因,采用对因治疗;对于无法消除病因,或暂时不能消除病因,或危重急救的患者需要紧急处理症状的疾病,应先采用对症治疗;有些因素,虽然不是引起疾病的主要原因,但这些因素的存在影响疾病的控制或恢复,需要消除这些因素而进行辅助性治疗;某些疾病之间存在着互相联系、互相影响,甚至随着疾病的发展会出现并发症,还有些疾病虽然暂时得到控制,但易复发,且在药物治疗过程中,尤其是一些高警示药品,对机体存在一定的毒性,易引发严重的不良反应,因此需要进行必要的预防性治疗。也就是说,临床治疗疾病的原则有:①对因治疗;②对症治疗;③辅助治疗;④预防治疗。处方用药与临床诊断相符性审核的关键在于:了解临床治疗的原则,根据临床诊断的疾病的病因、临床表现、并发症,药物的药效学、药动学、禁忌证,作出判断两者是否相符及相适宜。故医师应把患者每个需要治疗的疾病全部列于诊断上,药师根据诊断,逐一进行药品审核。处方上每一种药均应与临床诊断相符,如不相符,药师应与医师沟通更换药品。如诊断不全,应补全诊断。

有时,医师由于"手误"将药名开错,如把化痰药氨溴索开成肌肉松弛药维库溴铵,把抗病毒药阿糖腺苷开成抗肿瘤药阿糖胞苷。这种错误一旦出现,情况往往非常严重,审方时同样需要认真细心审核。

(二) 处方剂量、用法是否正确,单次处方总量是否符合规定

正确的给药剂量,是保证有效血药浓度的基础,能保证治疗有效。剂量(包括药物浓度)过大或过小均不适宜,更不可超出最大剂量或极量。两次给药间隔时间应根据药物的药动学参数消除半衰期来定,半衰期长的,给药间隔时间可长些,半衰期短的,给药间隔时间就短些,疗程主要视病情而定。对于感染性疾病、易复发的疾病,应足疗程足量治疗,以免细菌产生耐药性和疾病复发。药物的使用方法正确与否,直接影响药物的生物利用度,从而影响治疗结果,还有可能引发不良反应或治疗失败。还有一些特殊的剂型,如泡腾片、口崩片、控(缓)释胶囊(片),均需要掌握其正确服用方法,以免发生意外。

(三)选用剂型与给药途径是否适宜

剂型是根据临床治疗的需求和药物的性质不同而设计成不同的剂型,如片剂、胶囊剂、控(缓)释胶囊(片)、注射剂、吸入剂、膏剂、透皮吸收贴剂等。各类制剂的质量要求不一样,发挥作用的速度也不一样,给药途径也各有差异。如硝酸甘油片,舌下含服的生物利用度为80%,直接口服的生物利用度只有8%,两者的生物利用度相差10倍。临床使用药物应根据疾病的轻重缓急,选择不同的给药途径和与给药途径相适应的药物剂型,如危重抢救的患者和新生儿应选择静脉给药途径,并且应选用与静脉给药途径相适应的注射剂型,普通患者和慢性病的患者可选择口服给药途径,故可选用口服剂型的片剂、胶囊剂、控(缓)释胶囊(片)等。把注射剂开成口服给药途径,把口服剂型开成注射给药途径,这种情形一般不多见,但不能杜绝医师手误而开错。

(四)规定必须做皮试的药物,是否注明过敏试验及结果的判定

药物进入体内后形成了抗原引起机体发生变态反应,这些药物使用前必须做皮肤过敏试验(以下简称皮试),如青霉素类、部分头孢菌素类、含碘制剂、细胞色素C、普鲁卡因、破伤风抗毒素等,在药品说明书上均有规定。如果处方开具了药品说明书明确规定在使用前须做皮试的药物,医师应在开具处方的同时注明皮试用药和皮试医嘱,需要根据皮试结果发药的处方上还应注明皮试结果,如青霉素类的口服药。皮试结果阳性者不得使用,由医师改换其他药物,结果阴性者方可使用该药。青霉素类药物使用前必须做皮试;头孢菌素类药物皮试按药品说明书要求,药品说明书规定做皮试的必须做皮试,药品说明书上未明确规定的,则需在临床治疗时,根据患者是否为过敏体质、既往药物过敏史、患者的患病严重程度等综合考虑,是否进行皮试。

(五)是否存在重复用药和相互作用情况

在治疗疾病的过程中,常需要联合用药,由于医师不能了解所有药物的成分或在不知情的情况下,同时使用相同的药物,造成重复用药。重复用药有如下情况:①同种药物重复使用,比如,患者同时或相近时间内就诊多个科室,医师不知情,针对相同的病症开了相同的药物,如患者未在同一发药窗口取药,药师无法发现,患者取药后,将每位医师开的药都服用了,这样就容易造成相同药品重复使用;②含有相同成分的复方制剂联用;③同类药物,相同作用机制的药物合用。重复用药使药物使用剂量增大或作用加强,药物的疗效在一定剂量范围内,疗效与剂量呈依赖性关系,超出这个剂量范围,药物的疗效不再随剂量的增大而增大,反而发生不良事件,甚至会致命致残。因此,药师在审方的时候应掌握各药品的作用机制及组成,医疗机构有审方系统的,应可查

询患者的用药史。

不良相互作用,如左氧氟沙星片与铝碳酸镁片同时服用,铝碳酸镁中的铝、镁可减少左氧氟沙星的吸收,从而降低左氧氟沙星的疗效。不良相互作用的情况还存在于药物分布、代谢和排泄过程,其中部分的不良相互作用可通过给药顺序、两药给药间隔一定的时间而避免,审方时应予甄别。

（六）是否存在配伍禁忌

药物的配伍禁忌是指两种或两种以上的药物配伍在一起,引起药理上或物理化学上的变化,影响治疗效果,甚至影响患者用药安全。配伍禁忌指体外配伍禁忌,如阿米卡星注射液和头孢哌酮钠他唑巴坦钠注射剂在同一输液器中输注,阿米卡星与 β- 内酰胺类抗生素混合时可导致相互失效,联用时必须分瓶、分管滴注。

（七）是否有用药禁忌

用药禁忌包括特殊人群（儿童、老年人、肝肾功能不全者、孕妇、哺乳期妇女、过敏患者）禁忌和疾病禁忌。儿童发育尚未完成,机体对药物的处置有别于成人,一些药物不宜用于儿童。同样,老年人的机体功能在衰退,药物使用的剂量宜降低。而肝肾功能不全的患者,一些对肝肾功能有损害的药物不宜使用。孕妇、哺乳期妇女的用药尤为慎重,凡是对胎儿、哺乳期婴儿有毒性的药物宜避免使用。还有一些药物禁用于某种疾病,如左氧氟沙星、亚胺培南、美罗培南不宜用于癫痫患者,存在用药禁忌的药物均应避免使用。

还有特殊人群用药及超说明书用药审核,如孕妇、儿童、老年人、肝肾功能不全患者等的用药需要全面考虑。

处方审核的关键是把疾病情况、患者情况和专业知识技能规范三大审方要素紧密地结合起来,才能全面、客观地评价临床用药的合理性。对于暂时不能判断的合理用药问题,做好记录,查阅药品说明书、《中华人民共和国药典》、《中国国家处方集》、临床治疗指南、专业书籍等；还可以向知识渊博经验丰富的临床医师请教；只有不断地学习、实践和积累才能提高处方审核的质量和效率,促进临床合理用药,保障患者用药安全。

（黄卫娟　杨　敏　梁丽梅）

参考文献

［1］于晋建，张宏，王培华，等. 盐酸罂粟碱注射液的配伍禁忌文献概述. 中国药物滥用防治杂志，2016, 22 (6): 355-356.
［2］钟宪澎，李慧. 加替沙星不良反应的回顾性分析与用药评价研究. 中国实验诊断学，2018, 22 (8): 1423-1424.

〔3〕夏云强, 卢秀花, 杜瑞超, 等. 奥氮平联合阿瑞匹坦治疗乳腺癌患者化疗后恶心、呕吐的临床效果. 肿瘤研究与临床, 2016, 28 (9): 631-633.

〔4〕抗菌药物临床应用指导原则修订工作组. 抗菌药物临床应用指导原则: 2015 年版. 北京: 人民卫生出版社, 2015.

第二章

处方审核中的文献检索工具及应用

第一节　处方审核中的文献检索概述

一、文献检索的定义

广义的文献检索(document retrieval)是指收集整理特定文献并按一定方式组织和存储,同时根据信息需求查找出相关信息的过程,又称为文献存储与检索。狭义的文献检索则指根据用户信息需求,利用检索工具或检索系统从文献信息集合中找出用户所需要文献的过程。

文献检索是药师有效利用文献信息资源,提高个人知识技能水平和个人信息素养的重要方式,尤其在网络化、信息化时代能否充分利用各种文献检索技术收集、筛选和利用现有文献信息资源,是衡量药师未来发展能力、新知识吸收能力以及药师整体素质的重要指标之一。因此,掌握文献信息检索与利用的基本技能、具备良好的信息素养已经成为药师应该具备的基本能力。

二、处方审核与文献检索

根据国卫办医发〔2018〕14 号《医疗机构处方审核规范》,处方审核是指药学专业技术人员运用专业知识与实践技能,根据相关法律法规、规章制度与技术规范等,对医师在诊疗活动中为患者开具的处方,进行合法性、规范性和适宜性审核,并作出是否同意调配发药决定的药学技术服务。药师是处方审核工作的第一责任人,应当对处方各项内容进行逐一审核。

在处方审核的各项内容中,合法性和规范性审核非常明确,可以通过处方审核信息系统进行有效的规避,即使是纸质处方,也不难发现问题。然而,处方的适宜性则很难全部通过信息系统进行审核,往往需要人工审核。此外,对于信息系统筛查出的不适宜处方,临床医师不同意修改时,也需要药师进行人工审核。药师进行人工审核时,常用的参考依据包括国家药品管理相关法律法规和规范性文件,临床诊疗规范、指南、临床路径、药品说明书、国家处方集等。由于医学研究与临床实践的不断发展,国内外临床诊疗规范、指南和药品说明书等文献资料不断推陈出新。增强文献信息意识,掌握文献检索技能,有效地获取、分析和利用文献是药师进行处方适宜性审核的重点和难点。

在处方审核中,一般需要通过文献检索解决的问题包括:①处方用药与诊断是否相符;②处方剂量、用法是否正确;③选用剂型与给药途径是否适宜;④是否有重复给药情况;⑤是否有相互作用情况;⑥是否存在配伍禁忌,溶媒的选择、用法用量是否适宜;⑦儿童、老年人、孕妇及哺乳期妇女、脏器功能不全患者是否有用药禁忌;⑧是否有食物及药物过敏史禁忌证、诊断禁忌证、疾病史禁忌证与性别禁忌证;⑨是否存在其他用药不适宜情况。

由于处方审核存在一定的时效性,要求药师在人工审核时能够快速地解决问题,理想的处方审核文献检索工具应同时具备易得易用、内容齐全、可信度高等特点。然而,在实际工作中很难找到一个检索工具可以面面俱到。本节内容详细介绍了在处方审核中常用的大部分文献检索工具,但在实际工作中,则常需辅以 2 个甚至多个文献检索工具。此外,由于不同文献检索工具的开发进度不同,检索到的药品说明书内容可能与最新的药品包装内说明书存在差异,从不同检索工具中检索到的超说明书用药、相互作用、配伍禁忌等信息也可能不同。此外,不同检索工具中收录的临床诊疗规范和指南的质量和数量也参差不齐。

在处方审核过程中,药师应根据机构和个人的订阅能力,尽可能地选择可信度较高、容易获取、方便理解的文献检索工具。当受限于当前文献检索工具而无法解决问题时,可考虑以试用或其他方式获取更高质量的文献检索工具。

文献检索是进行处方适宜性审核的基础,但尚不能解决所有的处方适宜性问题。文献检索基于循证医学,因此用好文献检索工具,需要药师在循证医学三要素(即最佳研究证据、患者价值观和临床技能)的前提下不断实践与积累。

第二节　解决处方审核问题的常用文献检索工具

一、中文文献检索工具

中文文献检索工具包括文摘型、全文型数据库或搜索引擎检索临床诊疗规范和指南。其中,常用的中文文摘型数据库有中国生物医学文献服务系统

（SinoMed），常用的中文全文型数据库有中国知识基础设施工程（简称"中国知网"，China National Knowledge Infrastructure，CNKI）、万方数据知识服务平台（简称"万方数据"）和维普期刊资源整合服务平台（简称"维普"）。

在文摘型或全文型数据库中，SinoMed 是由中国医学科学院医学信息研究所/图书馆研制开发的，CNKI 是在清华大学重点项目"中国知识基础设施工程"的基础上建立的，万方数据是北京万方数据股份有限公司开发的，维普是由重庆维普资讯有限公司开发的。不同的临床诊疗规范和指南在不同数据库中的收录情况有一定差异，可根据机构订阅情况选择使用。

二、英文文献检索工具

由于各国对药品上市的要求和制度不同，即使是同一药品，在不同国家不同厂家的药品说明书中的适应证、用法用量等都可能存在差异。掌握不同国家的药品说明书信息，对于药师来说尤为重要。在许多国家的药品监管机构官方网站上，可以免费检索、获取官方药品说明书，有些国家的药品监管机构还会在官方网站上发布药品综合评价报告。本书介绍几个药品监管机构的官方网站。

1. 美国上市药品说明书可通过 FDA 官方网站的 Drugs@FDA（www.accessdata.fda.gov/scripts/cder/daf）或美国国家医学图书馆（National Library of Medicine，NLM）的 DailyMed 网站（dailyMed.nlm.nih.gov）免费检索、获取。

2. 加拿大上市药品说明书可通过加拿大政府网站 Health Canada 的"Drug Product Database online query"（health-products.canada.ca/dpd-bdpp）免费检索、获取。

3. 在英国药监机构（Medicines and healthcare products regulatory agency，MHRA）的官方网站（products.mhra.gov.uk）不仅可以免费检索、获取上市药品说明书（summaries of product characteristics，SPCs），还可查阅药品综合评价报告（public assessment reports，PARs）。

4. 在欧洲药品管理局（European Medicines Agency，EMA）的官方网站（www.ema.europa.eu/en）仅可查阅到部分已经过综合评价的药品信息。

5. 澳大利亚上市药品说明书及药品综合评价报告可通过治疗用品注册处（Australian Register of Therapeutic Goods，ARTG）的官方网站免费检索、获取，也可通过由澳大利亚政府基金支持的 healthdirect 网站（www.healthdirect.gov.au/medicines）免费检索、获取药品说明书。

各国药品监管机构的药品信息都是完全免费的，因为所有资料均由官方公布，受当地法律保护，所以具有很高的可信度。

　　此外,还可以直接通过事实型、全文型或文摘型数据库检索临床诊疗规范和指南。常用的事实型数据库有"DynaMed""BMJ clinical practice"和"Essential Evidence Plus",常用的全文型数据库有"ClinicalKey",常用的文摘型数据库有"Pubmed"和"Embase"。

第三节　涉及文献检索工具及应用的典型处方审核案例详解

一、适应证不适宜

案例 1

【处方描述】

性别:男　　　　　　　　年龄:63 岁

临床诊断:高血压 2 级。

处方内容:

银杏叶提取物片	80mg	b.i.d.	p.o.
氯吡格雷片	75mg	q.d.	p.o.

　　【处方问题】适应证不适宜:银杏叶提取物片无用药适应证,氯吡格雷片可能是超说明书适应证用于冠心病一级预防。

　　【检索工具】药品说明书。

　　【检索方法】首先检索银杏叶提取物片和氯吡格雷片的药品说明书,查阅适应证,两药均无高血压适应证。

　　进一步检索银杏叶提取物片和氯吡格雷片的超说明书用药相关信息,未检索到银杏叶提取物片的超说明书用药信息,氯吡格雷片可能超说明书适应证用于冠心病一级预防。氯吡格雷超说明书适应证用于冠心病一级预防的循证证据来源于 2010 年《心血管疾病一级预防中国专家共识》,该患者存在男性年龄大于 45 岁、高血压 2 个危险因素。由于门诊处方信息有限,尚不清楚患者是否存在其他危险因素,无法评估其发生心血管疾病的绝对风险。

　　【干预建议】修改临床诊断,或进行氯吡格雷片的超说明书适应证用药备案。

案例 2

【处方描述】

性别:男　　　　　　　　年龄:55 岁

临床诊断:肾病综合征。

处方内容:

泼尼松片　　　　　　　　15mg　　q.d.　　p.o.

艾司奥美拉唑镁肠溶片　　20mg　　q.d.　　p.o.

【处方问题】适应证不适宜:艾司奥美拉唑镁肠溶片超说明书适应证用于预防糖皮质激素所致胃黏膜损伤存在争议。

【检索工具】药品说明书。

【检索方法】首先检索药品泼尼松片的药品说明书,查阅适应证,药品说明书中有肾病综合征适应证,然后检索药品艾司奥美拉唑镁肠溶片的药品说明书,查阅适应证,药品说明书中无肾病综合征适应证。进一步检索相关诊疗指南,查阅《质子泵抑制剂预防性应用专家共识(2018)》全文,共识推荐对于长期服用糖皮质激素的患者,视胃黏膜损伤如出血风险,必要时给予质子泵抑制剂(proton pump inhibitor,PPI)。而艾司奥美拉唑镁肠溶片超说明书适应证用于预防糖皮质激素所致胃黏膜损伤存在争议。

【干预建议】进行艾司奥美拉唑镁肠溶片的超说明书适应证用药备案。

案例 3

【处方描述】

性别:女　　　　　　　　年龄:2 月龄

临床诊断:婴幼儿血管瘤。

处方内容:

普萘洛尔片　　　　　　　8.5mg　　b.i.d.　　p.o.

【处方问题】超药品说明书适应证用药:普萘洛尔片超说明书适应证用于婴幼儿血管瘤。

【检索工具】Drugs@FDA。

【检索方法】首先检索药品普萘洛尔片的药品说明书,查阅适应证,普萘洛尔片药品说明书中无婴幼儿血管瘤适应证。

进一步查阅超说明书用药相关信息,查阅"Drugs@FDA"中的药品信息,口服溶液剂普萘洛尔的药品说明书适应证为需要全身治疗的婴幼儿血管瘤，而口服片剂普萘洛尔的药品说明书中则无相关适应证。在我国目前尚无市售的普萘洛尔口服溶液剂。

【干预建议】进行普萘洛尔片的超说明书适应证用药备案。

案例4
【处方描述】

性别：男　　　　　　　　年龄：50 岁
临床诊断：慢性肝炎。
处方内容：
熊去氧胆酸胶囊　　　　　250mg　t.i.d.　p.o.

【处方问题】超药品说明书用药：熊去氧胆酸胶囊超说明书适应证用于慢性肝炎。

【检索工具】Micromedex。

【检索方法】首先检索药品熊去氧胆酸胶囊的药品说明书，查阅适应证，熊去氧胆酸胶囊药品说明书中无慢性肝炎适应证。

在"Micromedex"中进一步查阅熊去氧胆酸用于慢性肝炎的循证证据，检索结果显示熊去氧胆酸用于治疗慢性肝炎可能降低异常升高的氨基转移酶，长期疗效未知，目前临床试验证据支持有效，推荐等级Ⅱb，证据水平B。

【干预建议】进行熊去氧胆酸胶囊的超说明书适应证用药备案。

二、遴选药品不适宜

案例5
【处方描述】

性别：男　　　　　　　　年龄：14 岁
临床诊断：社区获得性肺炎。
处方内容：
莫西沙星片　　　　　　　400mg　q.d.　p.o.

【处方问题】遴选药品不适宜：该患者是莫西沙星片的禁用人群。

【检索工具】药品说明书。

【检索方法】检索药品莫西沙星片的药品说明书，查阅禁忌证和儿童用药,结果均显示 18 岁患者禁用。因此,该患者是莫西沙星片的禁用人群。

【干预建议】将莫西沙星更换为其他抗菌药物。

案例6
【处方描述】

性别:女　　　　　　　　年龄:24 岁
临床诊断:系统性红斑狼疮;妊娠状态。
处方内容:
甲泼尼龙片　　　　　　4mg　　　q.d.　　　p.o.
吗替麦考酚酯片　　　　500mg　 b.i.d.　　p.o.

【处方问题】遴选药品不适宜:该患者有使用吗替麦考酚酯片的禁忌证。

【检索工具】药品说明书。

【检索方法】分别检索药品甲泼尼龙片和吗替麦考酚酯片的药品说明书,查阅孕妇及哺乳期妇女用药。结果显示甲泼尼龙片应在权衡孕妇使用该药治疗的获益及潜在危害后决定是否用药;而吗替麦考酚酯片为美国 FDA 妊娠分级 D 级,在妊娠期内禁止使用。因此该患者有使用吗替麦考酚酯片的禁忌证,使用甲泼尼龙片是否适宜应权衡治疗的获益及潜在危害。

【干预建议】视患者病情更换其他免疫抑制剂或终止妊娠。

案例7
【处方描述】

性别:男　　　　　　　　年龄:69 岁
临床诊断:肝性脑病;肝癌。
处方内容:
复方氨基酸注射液(3AA)　250ml　　q.d.　　i.v.gtt.
丙氨酰谷氨酰胺注射液　　100ml

【处方问题】遴选药品不适宜:该患者有使用丙氨酰谷氨酰胺注射液的禁忌证。

【检索工具】药品说明书。

【检索方法】分别检索药品复方氨基酸注射液(3AA)和丙氨酰谷氨酰胺注射液的药品说明书,查阅适应证和禁忌证。结果显示复方氨基酸注射液(3AA)的适应证包括肝性脑病;丙氨酰谷氨酰胺注射液的适应证为用于肠外营养,为接受肠外营养的患者提供谷氨酰胺,然而,在禁忌证中则注明其不能用于严重肝功能不全的患者。该患者目前肝性脑病,有使用丙氨酰谷氨酰胺注射液的禁忌证。

【干预建议】停用丙氨酰谷氨酰胺注射液。

案例8

【处方描述】

性别:男　　　　　　　　年龄:45 岁
临床诊断:骨关节炎;慢性肾脏病 4 期。
处方内容:
美洛昔康片　　　　　　7.5mg　　q.d.　　p.o.

【处方问题】遴选药品不适宜:该患者有使用美洛昔康片的禁忌证。

【检索工具】药品说明书。

【检索方法】检索药品美洛昔康片的药品说明书,查阅禁忌证,结果显示未透析的重度肾功能不全患者禁用。

【干预建议】停用美洛昔康片,视患者病情更换其他抗炎药。

案例9

【处方描述】

性别:女　　　　　　　　年龄:53 岁
临床诊断:2 型糖尿病;磺胺过敏。
处方内容:
格列美脲片　　　　　　2mg　　q.d.　　p.o.

【处方问题】遴选药品不适宜:该患者有使用格列美脲片的禁忌证。

【检索工具】药品说明书。

【检索方法】检索格列美脲片的药品说明书,查阅禁忌证。结果显示格列美脲片禁用于对格列美脲、其他磺酰脲类、其他磺胺类或本品中任何成分过敏者,该患者有磺胺过敏史,有使用格列美脲片的禁忌证。

【干预建议】停用格列美脲片,视患者病情选用其他降血糖药物。

案例 10
【处方描述】

性别:女　　　　　　　　年龄:52 岁
临床诊断:心房颤动;具有人工心脏瓣膜。
处方内容:
达比加群酯胶囊　　　　　110mg　　q.12h.　　p.o.

【处方问题】遴选药品不适宜:该患者有使用达比加群酯胶囊的禁忌证。
【检索工具】药品说明书。
【检索方法】检索达比加群酯胶囊的药品说明书,查阅禁忌证。结果显示达比加群酯胶囊禁用于需要抗凝治疗的人工心脏瓣膜,该患者具有人工心脏瓣膜,有使用达比加群酯胶囊的禁忌证。
【干预建议】停用达比加群酯胶囊,改用华法林抗凝治疗。

三、给药途径不适宜

案例 11
【处方描述】

性别:女　　　　　　　　年龄:65 岁
临床诊断:卵巢恶性肿瘤。
处方内容:
重组人粒细胞刺激因子注射液　　　150μg　　q.d.　　i.m.

【处方问题】给药途径不适宜:重组人粒细胞刺激因子注射液不能肌内注射。
【检索工具】药品说明书。
【检索方法】检索药品重组人粒细胞刺激因子注射液的药品说明书,查阅用法用量,重组人粒细胞刺激因子注射液药品说明书中针对不同适应证的给药途径有静脉滴注、皮下注射或静脉注射,不应肌内注射。
【干预建议】将重组人粒细胞刺激因子注射液的给药途径更改为皮下注射。

案例 12
【处方描述】

性别：女　　　　　　　　年龄：51 岁
临床诊断：肺恶性肿瘤。
处方内容：
吗啡片　　　　　　　10mg　　q.8h.　　舌下含服

【处方问题】给药途径不适宜：吗啡片不应舌下含服。

【检索工具】药品说明书、Micromedex。

【检索方法】检索药品吗啡片的药品说明书，查阅用法用量，吗啡片药品说明书的给药途径仅为口服。进一步检索"Micromedex"，各种不同剂型吗啡的给药途径包括硬膜外、关节内、肌内、鞘内、静脉、心室内、口服、直肠和经饲管给药，不应舌下含服给药。

【干预建议】将吗啡片的给药途径更改为口服。

案例 13
【处方描述】

性别：女　　　　　　　　年龄：69 岁
临床诊断：低钠血症。
处方内容：
浓氯化钠注射液　　　　30mg　　q.i.d.　　p.o.

【处方问题】给药途径不适宜：浓氯化钠注射液不应口服。

【检索工具】药品说明书。

【检索方法】检索药品浓氯化钠注射液的药品说明书，查阅用法用量，浓氯化钠注射液药品说明书中标示仅供经静脉途径给药。进一步检索与"低钠血症"有关的诊疗指南，查阅《老年患者低钠血症的诊治中国专家建议》，在专家共识的治疗药物介绍中，各浓度氯化钠注射液均推荐静脉输入或微泵泵入，经口服途径补钠可通过在饮食中适量增加食盐摄入或选用氯化钠片。不应口服浓氯化钠注射液。

【干预建议】将浓氯化钠注射液的给药途径更改为静脉输入或微泵泵入，如需口服给药，应更换其他剂型的药品。

案例 14
【处方描述】

性别：男　　　　　　　　　年龄：79 岁
临床诊断：头部损伤。
处方内容：
利多卡因注射液　　　　　10ml　　　q.d.　　　外用

【处方问题】给药途径不适宜：利多卡因注射液不宜外用。

【检索工具】药品说明书。

【检索方法】检索药品利多卡因的药品说明书，查阅用法用量，利多卡因注射液药品说明书中标示可供表面麻醉。

进一步检索利多卡因"表面麻醉"的用法，在"麻醉中局麻药的临床应用"专论中指出皮肤的表面麻醉主要用于儿童，利多卡因注射液可用于局部黏膜。

【干预建议】建议更改利多卡因注射液的用药途径为注射给药，如需外用，应进行超说明书给药途径用药备案。

四、用法、用量不适宜

案例 15
【处方描述】

性别：男　　　　　　　　　年龄：73 岁
临床诊断：睡眠障碍。
处方内容：
唑吡坦片　　　　　　　　10mg　　　b.i.d.　　　p.o.

【处方问题】用法、用量不适宜：单日用药剂量超量，给药频率不适宜。

【检索工具】药品说明书。

【检索方法】检索药品唑吡坦片的药品说明书，查阅用法用量，唑吡坦片药品说明书的成人常用剂量为每日 1 次，每次 10mg，应在临睡前或上床后服用，一晚只服用一次，不得多次服用。老年患者对唑吡坦类药物特别敏感，剂量应减半即为 5mg，每日剂量不得超过 10mg。

【干预建议】更改唑吡坦片的单次用药剂量及用药频次，每日剂量不应超过 10mg。

案例 16

【处方描述】

性别：女　　　　　　　　年龄：69 岁

临床诊断：冠状动脉粥样硬化性心脏病。

处方内容：

瑞舒伐他汀钙片	10mg	q.d.	p.o.
依折麦布片	20mg	q.d.	p.o.

【处方问题】用法、用量不适宜：依折麦布片单次用药剂量超说明书用量。

【检索工具】药品说明书。

【检索方法】检索药品瑞舒伐他汀钙片的药品说明书，查阅用法用量，瑞舒伐他汀钙片药品说明书标示的每日最大剂量为 20mg。然后检索依折麦布片，查阅用法用量，依折麦布片药品说明书的推荐剂量为每日 1 次，每次 10mg。

【干预建议】更改依折麦布片的用药剂量为每日 1 次，每次 10mg。

案例 17

【处方描述】

性别：女　　　　　　　　年龄：62 岁

临床诊断：恶性贫血。

处方内容：

维生素 B_{12} 注射液	1mg	q.d.	i.m.

【处方问题】用法、用量不适宜：超说明书用药剂量用于恶性贫血。

【检索工具】药品说明书、Micromedex。

【检索方法】检索药品维生素 B_{12} 注射液的药品说明书，查阅用法用量，维生素 B_{12} 注射液药品说明书的成人常用剂量为每日 0.025~0.1mg 或隔日 0.05~0.2mg。进一步在"Micromedex"中检索维生素 B_{12} 注射液用于恶性贫血的用药剂量，国外有文献报道了每日肌内注射维生素 B_{12} 注射液 1mg 用于恶性贫血患者。

【干预建议】进行维生素 B_{12} 注射液的超说明书用法用量备案。

案例 18
【处方描述】

性别:女 年龄:59 岁
临床诊断:膝关节痛。
处方内容:
仙灵骨葆胶囊 3 粒 t.i.d. p.o.

【处方问题】用法、用量不适宜:给药频率不适宜。
【检索工具】药品说明书。
【检索方法】检索药品仙灵骨葆胶囊的药品说明书,查阅用法用量,仙灵骨葆胶囊药品说明书的用药剂量为每日 2 次,每次 3 粒。
【干预建议】更改仙灵骨葆胶囊的用药频次为每日 2 次。

五、溶媒选择不适宜

案例 19
【处方描述】

性别:男 年龄:5 岁
临床诊断:咽炎。
处方内容:
5% 葡萄糖注射液 100mg
注射用阿莫西林钠克拉维酸钾 0.7g } q.d. i.v.gtt.
5% 葡萄糖注射液 100mg
痰热清注射液 5ml } q.d. i.v.gtt.

【处方问题】溶媒选择不适宜:注射用阿莫西林钠克拉维酸钾溶媒选择不适宜;用法、用量不适宜:痰热清注射液联合用药,未注明冲管及保持一定的用药时间间隔。
【检索工具】药品说明书。
【检索方法】检索药品注射用阿莫西林钠克拉维酸钾的药品说明书,查阅注意事项中的稳定性和可相容性,结果显示注射用阿莫西林钠克拉维酸钾在含有葡萄糖的溶液中不稳定,建议使用注射用水或 0.9% 氯化钠注射液配制。接着,检索药品痰热清注射液的药品说明书,查阅用法用量,结果显示痰热清注射液可用 5% 葡萄糖注射液或 0.9% 氯化钠注射液配制。然而,在药品说明书的注意事项中标明,如需联合用药,在换药时需先用 5% 葡萄糖注射液或 0.9% 氯化钠注射液(50ml 以上)冲洗输液管或更换新的输液器,并应保持一定的时间间隔。

【干预建议】更改注射用阿莫西林钠克拉维酸钾的溶媒为 0.9% 氯化钠注射液;建议补开冲管医嘱,在痰热清注射液输注前后应冲管,并应保持一定的时间间隔。

案例 20
【处方描述】

性别:女　　　　　　　　年龄:46 岁
临床诊断:高血压脑病。
处方内容:

注射用硝普钠	50mg	
5% 葡萄糖注射液	50ml	q.d.　　i.v. 泵入

【处方问题】溶媒选择不适宜:注射用硝普钠选用的溶媒用量、用法不适宜。

【检索工具】药品说明书。

【检索方法】检索药品注射用硝普钠的药品说明书,查阅用法用量,结果显示 50mg 注射用硝普钠应溶解于 5ml 的 5% 葡萄糖注射液中,再稀释于 250~1 000ml 的 5% 葡萄糖注射液中,避光输注。该处方中注射用硝普钠控速泵入,但溶媒用量小,溶液浓度偏高。

【干预建议】更改医嘱为 50mg 注射用硝普钠应溶解于 5ml 的 5% 葡萄糖注射液中,再稀释于 250~1 000ml 5% 葡萄糖注射液中,恒速泵入。

案例 21
【处方描述】

性别:男　　　　　　　　年龄:34 岁
临床诊断:胃恶性肿瘤术后。
处方内容:

脂肪乳氨基酸(17)葡萄糖(19%)注射液	1 026ml	
浓氯化钠注射液	30ml	q.d.　i.v.gtt.
10% 氯化钾注射液	30ml	

【处方问题】溶媒选择不适宜:10% 氯化钾注射液用量不适宜。

【检索工具】药品说明书。

【检索方法】检索药品脂肪乳氨基酸(17)葡萄糖(19%)注射液的药品说明书,查阅成分,结果显示脂肪乳氨基酸(17)葡萄糖(19%)注射液 1 026ml 中含钠 32mmol、含钾 24mmol。将浓氯化钠注射液和 10% 氯化钾注射液加入脂肪乳氨基酸(17)葡萄糖(19%)注射液,需审查重复成分钠和钾的用量是否适宜。在"用药助手"中分别检索药品浓氯化钠注射液和 10% 氯化钾注射液(规格 10ml:1g),其中 10% 氯化钾注射液的药品说明书中限定静脉补钾时钾浓度不应超过 3.4g/L(45mmol/L),由于 1g 氯化钾的含钾量为 13.4mmol,计算得出该处方肠外营养混合液中的钾浓度为 59.1mmol/L,10% 氯化钾注射液用量超过限定钾浓度。

【干预建议】脂肪乳氨基酸(17)葡萄糖(19%)注射液中加入 10% 氯化钾注射液的剂量不应超过 18.5ml。

六、联合用药不适宜

案例 22

【处方描述】

性别:男　　　　　　　　年龄:87 岁

临床诊断:脚癣;高脂血症。

处方内容:

伊曲康唑胶囊	200mg	q.d.	p.o.
阿托伐他汀钙片	20mg	q.n.	p.o.

【处方问题】联合用药不适宜:伊曲康唑胶囊和阿托伐他汀钙片存在相互作用。

【检索工具】药品说明书。

【检索方法】分别查阅伊曲康唑胶囊和阿托伐他汀钙片的药品说明书,检索结果显示伊曲康唑和阿托伐他汀有严重相互作用。伊曲康唑可能增加阿托伐他汀的血清浓度,两药合用时阿托伐他汀的最大成人日剂量为 20mg,建议可用氟伐他汀、瑞舒伐他汀、匹伐他汀或普伐他汀替代阿托伐他汀。

【干预建议】更换阿托伐他汀为其他 HMG-CoA 还原酶抑制剂,如氟伐他汀、瑞舒伐他汀、匹伐他汀或普伐他汀。

案例 23
【处方描述】

性别:男　　　　　　　　　年龄:54 岁
临床诊断:冠心病;慢性胃炎。
处方内容:

阿司匹林肠溶片	100mg	q.d.	p.o.
氯吡格雷片	75mg	q.d.	p.o.
瑞舒伐他汀钙片	10mg	q.d.	p.o.
奥美拉唑镁肠溶片	20mg	q.d.	p.o.

【处方问题】联合用药不适宜:氯吡格雷片和奥美拉唑肠溶片存在相互作用。

【检索工具】药品说明书。

【检索方法】分别检索阿司匹林、氯吡格雷、瑞舒伐他汀和奥美拉唑的药品说明书,结果显示阿司匹林和氯吡格雷、氯吡格雷和奥美拉唑有严重相互作用,瑞舒伐他汀和氯吡格雷有中度相互作用,阿司匹林和奥美拉唑有轻度相互作用。

进一步分析 2 种严重相互作用,阿司匹林和氯吡格雷合用可能会增加患者的出血风险,合用时应监测患者临床情况和血小板功能等,并谨慎合用;然而,氯吡格雷和奥美拉唑合用时,奥美拉唑可能减弱氯吡格雷的抗血小板作用,建议可用雷贝拉唑或泮托拉唑替代奥美拉唑。

【干预建议】更换奥美拉唑为其他质子泵抑制剂,如雷贝拉唑或泮托拉唑。

案例 24
【处方描述】

性别:男　　　　　　　　　年龄:73 岁
临床诊断:肾移植状态;痛风。
处方内容:

吗替麦考酚酯胶囊	750mg	b.i.d	p.o.
环孢素软胶囊	100mg	b.i.d	p.o.
秋水仙碱片	0.5mg	q.d.	p.o.

【处方问题】联合用药不适宜：吗替麦考酚酯和环孢素存在相互作用；环孢素软胶囊和秋水仙碱片存在相互作用。

【检索工具】药品说明书。

【检索方法】分别检索吗替麦考酚酯、环孢素和秋水仙碱的药品说明书，结果显示吗替麦考酚酯和环孢素有严重相互作用，环孢素和秋水仙碱有中度相互作用。吗替麦考酚酯和环孢素合用可能降低吗替麦考酚酯的血药浓度。

【干预建议】停用秋水仙碱或控制秋水仙碱用药疗程，在联合用药过程中监测环孢素血药浓度和患者的肝肾功能。

案例25
【处方描述】

性别：女	年龄：67岁		
临床诊断：心房颤动。			
处方内容：			
华法林钠片	3mg	q.n.	p.o.
胺碘酮片	0.1g	q.d.	p.o.

【处方问题】联合用药不适宜：华法林钠片和胺碘酮片存在相互作用。

【检索工具】药品说明书。

【检索方法】分别检索华法林和胺碘酮的药品说明书，结果显示华法林和胺碘酮有相互作用禁忌，胺碘酮明显增强华法林的作用，建议谨慎合用、监测国际标准化比值（INR）、降低药物剂量。

【干预建议】降低华法林用药剂量，增加国际标准化比值（INR）的监护频率。

案例26
【处方描述】

性别：女	年龄：38岁		
临床诊断：咳嗽；急性上呼吸道感染；慢性支气管炎。			
处方内容：			
酚咖片	1片	t.i.d.	p.o.
复方甲氧那明胶囊	2片	t.i.d.	p.o.
氨麻美敏片（Ⅱ）	1片	q.6h.	p.o.
桉柠蒎肠溶软胶囊	300mg	t.i.d.	p.o.

【处方问题】联合用药不适宜：酚咖片、复方甲氧那明胶囊和氨麻美敏片（Ⅱ）存在重复用药。

【检索工具】药品说明书。

【检索方法】该处方中有 3 个复方制剂，检索各复方制剂成分，审查是否存在重复用药。首先检索药品酚咖片的药品说明书，查阅成分，酚咖片含对乙酰氨基酚 500mg 和咖啡因 65mg；接着检索药品复方甲氧那明胶囊的药品说明书，查阅成分，复方甲氧那明胶囊含盐酸甲氧那明 12.5mg、那可丁 7mg、氨茶碱 15mg 和马来酸氯苯那敏 2mg；然后检索药品氨麻美敏片（Ⅱ）的药品说明书，查阅成分，氨麻美敏片（Ⅱ）含对乙酰氨基酚 500mg、氢溴酸右美沙芬 15mg、盐酸伪麻黄碱 30mg 和马来酸氯苯那敏 2mg。酚咖片和氨麻美敏片（Ⅱ）都含有对乙酰氨基酚，复方甲氧那明胶囊和氨麻美敏片（Ⅱ）都含有马来酸氯苯那敏。按处方中的用法用量计算，对乙酰氨基酚的日剂量为 3.5g，马来酸氯苯那敏的日剂量为 20mg。查阅对乙酰氨基酚和马来酸氯苯那敏的最大日剂量，对乙酰氨基酚的最大日剂量为 2g，马来酸氯苯那敏的最大日剂量为 12mg。2 种药物的处方日剂量均超过最大日剂量，存在重复用药。对乙酰氨基酚超剂量使用可引起严重肝损伤，故用量应严格按说明书使用。

【干预建议】可考虑停用氨麻美敏片（Ⅱ）。

案例 27

【处方描述】

性别：女	年龄：40 岁		
临床诊断：胃胀病；汗病。			
处方内容：			
香砂养胃片	4 片	b.i.d.	p.o.
玉屏风颗粒	1 袋	t.i.d.	p.o.
黄芪颗粒	1 袋	b.i.d.	p.o.

【处方问题】联合用药不适宜：香砂养胃片、玉屏风颗粒和黄芪颗粒存在重复用药。

【检索工具】药品说明书。

【检索方法】该处方中有 2 个复方制剂，检索各复方制剂成分，审查是否存在重复用药。首先检索药品香砂养胃片的药品说明书，查阅成分，香砂养胃片含木香、麦芽、茯苓、甘草、陈皮、砂仁、豆蔻、白术、苍术、香附、厚朴、党参、神曲、半夏曲、广藿香油；接着检索药品玉屏风颗粒的药品说明书，查阅成分，玉屏风颗粒含黄芪、白术(炒)、防风。

香砂养胃片和玉屏风颗粒都含有白术,玉屏风颗粒和黄芪颗粒都含有黄芪,存在重复用药。然而,由于药品说明书中未标示剂量,无法进一步分析合理性,需与处方医师沟通后经讨论达成一致。

【干预建议】与处方医师沟通白术和黄芪的重复用药问题。

案例 28
【处方描述】

性别:女 　　　　　年龄:29 岁
临床诊断:荨麻疹。
处方内容:

氯雷他定片	10mg	q.d.	p.o.
依巴斯汀片	10mg	q.d.	p.o.
咪唑斯汀缓释片	10mg	q.d.	p.o.

【处方问题】联合用药不适宜:依巴斯汀片和咪唑斯汀缓释片存在重复用药。

【检索工具】药品说明书。

【检索方法】处方中的 3 种药物均为抗过敏药物,检索各药品的作用机制,审查是否存在重复用药。首先检索药品氯雷他定片的药品说明书,查阅药理作用,氯雷他定片为三环类抗组胺药,为选择性外周 H_1 受体拮抗剂;接着检索药品依巴斯汀片的药品说明书,查阅药理作用,依巴斯汀片具有迅速而长效的组胺抑制作用,并且具有对组胺 H_1 受体的超强亲和力;然后检索药品咪唑斯汀缓释片,查阅药理作用,咪唑斯汀缓释片具有独特的抗组胺和抗过敏反应炎症介质的双重作用,是一种强效的、高选择性的组胺 H_1 受体拮抗剂。3 种药物均作用于组胺 H_1 受体,其中依巴斯汀具有超强亲和力,咪唑斯汀具有高选择性。

进一步检索疾病"荨麻疹"有关的诊疗指南,查阅《中国荨麻疹诊疗指南(2022 版)》,指南推荐对于常规剂量抗组胺药不能有效控制症状的患者可考虑更换抗组胺药种类 / 联合使用 / 增加剂量,但对于是否需要联用 3 种抗组胺药则未明确讨论,具体用药合理性需与处方医师沟通后经讨论达成一致。

【干预建议】与处方医师沟通 3 种抗过敏药物均作用于组胺 H_1 受体,建议调整用药。

案例 29
【处方描述】

性别：男　　　　　　　　年龄：79 岁
临床诊断：尿毒症。
处方内容：
苯磺酸氨氯地平片　　　10mg　　q.d.　　p.o.
缬沙坦胶囊　　　　　　80mg　　q.d.　　p.o.
盐酸贝那普利片　　　　10mg　　q.d.　　p.o.

【处方问题】联合用药不适宜：缬沙坦胶囊和盐酸贝那普利片存在重复用药。

【检索工具】药品说明书。

【检索方法】处方中的 3 种药物均为抗高血压药物，检索各药品的作用机制，审查是否存在重复用药。首先检索药品苯磺酸氨氯地平片的药品说明书，查阅药理作用，苯磺酸氨氯地平片是一种二氢吡啶钙拮抗剂，抑制钙离子跨膜转运；接着检索药品缬沙坦胶囊的药品说明书，查阅药理作用，缬沙坦胶囊作用于肾素 - 血管紧张素 - 醛固酮系统，抑制血管紧张素Ⅱ，血管紧张素Ⅱ是在血管紧张素转换酶的作用下形成的；然后检索药品盐酸贝那普利片的药品说明书，查阅药理作用，盐酸贝那普利片是一种前体药物，水解后生成活性代谢产物贝那普利拉，可抑制血管紧张素转换酶，阻断血管紧张素Ⅰ转化为血管紧张素Ⅱ。缬沙坦胶囊和盐酸贝那普利片作用于同一通路，存在重复用药。然而，尿毒症患者常合并恶性高血压，用药合理性需与处方医师沟通后经讨论达成一致。

【干预建议】一般不建议缬沙坦胶囊和盐酸贝那普利片联合使用，与处方医师沟通后经讨论达成一致。

七、存在配伍禁忌

案例 30
【处方描述】

性别：女　　　　　　　　年龄：41 岁
临床诊断：急性髓系白血病。

处方内容：

20% 中长链脂肪乳注射液　250ml ⎫

10% 氯化钾注射液　　　　　10ml ⎭　q.d.　　　i.v.gtt.

【处方问题】存在配伍禁忌：20% 中长链脂肪乳注射液与 10% 氯化钾注射液存在配伍禁忌。

【检索工具】Micromedex。

【检索方法】在 "Micromedex" 中输入氯化钾的英文通用名，检索静脉用药相容性信息，结果显示氯化钾与脂肪乳的配伍相容性易变化，进一步检索循证证据来源，结果显示不同的体外试验结果不同。由于中长链脂肪乳是一种 O/W 制剂，为防止发生乳剂不稳定，应避免配伍使用。

【干预建议】避免 10% 氯化钾注射液与脂肪乳剂配伍使用。

（周　婧　吴新荣　彭海莹）

参考文献

［1］郭继军. 医学文献检索与论文写作. 5 版. 北京：人民卫生出版社，2018.

第三章
处方审核中的药剂学问题

第一节 药 物 剂 型

一、药物剂型的定义及药物剂型设计

(一) 药物剂型的定义

药剂学是研究药物剂型的基本理论、处方设计、制备工艺、质量控制和合理使用等内容的综合性应用技术科学。药物剂型(pharmaceutical dosage form)是根据不同给药方式和不同给药部位等,把药物制成的不同"形态",简称剂型,如散剂、片剂、胶囊剂、注射剂、溶液剂、乳剂、混悬剂、软膏剂、栓剂、气雾剂、滴眼剂、滴鼻剂等。各种剂型的给药方式不同,给药部位不同,药物在体内的行为也不同。

(二) 药物剂型设计

剂型是为适应诊断、治疗或预防疾病的需要而制备的不同给药形式,是临床使用的最终形式。剂型是药物的传递体,将药物输送到体内发挥疗效,其直接关系到治病救人的速度和质量,同时关系到患者顺应性和治疗效果。一般来说一种药物可以制备多种剂型,药理作用相同,但给药途径不同可能产生不同的疗效,应根据药物的性质、治疗目的选择合理的剂型和给药方式。药物剂型设计时应考虑如下因素。

1. 药物剂型与给药途径 药物剂型的选择与给药途径密切相关。人体可以有十余个给药途径,如口服、舌下含服、皮肤给药、肌内注射、直肠给药、阴道给药、尿道给药、耳道给药、鼻腔给药、颊部给药、眼给药等。例如眼给药途径以液体、半固体剂型最为方便;直肠给药应选择栓剂;口服给药可以选择多种剂型,如溶液剂、片剂、胶囊剂、乳剂、混悬剂等;皮肤给药多用软膏剂、贴剂、液体制剂;注射给药必须选择液体制剂,包括溶液剂、乳剂、混悬剂等。总之,药物剂型必须与给药途径相适应。不同给药途径对药物的吸收、分布、代谢和排

泄都有较大影响,表现为强度不同,甚至改变作用性质,如硫酸镁口服的作用是导泻,但 5% 注射液静脉注射,能抑制大脑中枢神经,有镇静、解痉的作用。

2. 药物剂型与药物作用速度 不同剂型的作用速度存在一定差异。例如:注射剂、吸入气雾剂等起效快,常用于急救;缓控释制剂、植入剂、丸剂等作用缓慢,属长效制剂。

3. 药物剂型与疗效 固体剂型,如片剂、颗粒剂、丸剂的制备工艺不同会对药效产生显著的影响,特别是药物的晶型、粒子的大小发生变化时直接影响药物的释放,从而影响药物的治疗效果。

4. 药物剂型与用药时间 药物在体内发挥作用需要维持一定的浓度,给药时间间隔对于维持稳态血药浓度十分重要。给药频率过高容易中毒、过低则会无效。如抗菌药物,血药浓度在有效与无效之间波动,细菌很容易产生耐药性。给药时间间隔与剂型有着密切关系,如半衰期短的药物,制成普通制剂每日需要服药 3 次,而制成缓释或控释制剂可改为每日一次,大大地提高了患者服药的顺应性。

5. 药物剂型与剂量 在一定范围内随剂量增加,药物在体内浓度越高,作用也就越强,当超过某一剂量时可能引起中毒。某些药物在不同剂量下产生不同性质的作用,如巴比妥类药物小剂量会产生镇静作用,而大剂量则具有麻醉作用。因此,要根据临床治疗目的选用适宜的剂型规格。

6. 药物剂型与药物毒副作用 氨茶碱治疗哮喘病效果很好,但有引起心跳加快的毒副作用,若制成栓剂则可消除这种毒副作用;缓、控释制剂能保持血药浓度平稳,避免血药浓度的峰谷现象,从而降低药物因血药浓度波动较大而引起的毒副作用。

7. 药物剂型与靶向性 有些剂型可产生靶向作用,含微粒结构的静脉注射剂,如脂质体、微球微囊等进入血液循环系统后,被网状内皮系统的巨噬细胞所吞噬,从而使药物浓集于肝、脾等器官,起到肝、脾的被动靶向作用。

二、药物剂型的种类与药物传递系统

(一)药物剂型的种类

目前常用剂型有 40 余种,按照物质形态分类,分别为液体剂型、气体剂型、固体剂型、半固体剂型。液体剂型包括搽剂、涂膜剂、洗剂、滴鼻剂、滴耳剂、含漱剂、滴牙剂、灌肠剂、合剂等;气体剂型包括气雾剂、喷雾剂、吸入粉雾剂等;固体剂型包括散剂、颗粒剂、片剂、胶囊剂、滴丸剂、膜剂等;半固体剂型包括软膏剂、眼膏剂、凝胶剂、栓剂等。

其他新剂型包括固体分散体、包合物、聚合物胶束、纳米乳和亚微乳、微囊与微球、纳米粒、脂质体与泡囊等。其中纳米材料在医学和生物工程也有许多应用,已成功开发了以纳米磁性材料为药物载体的靶向药物,称为"生物导弹"。即在磁性四氧化三铁纳米微粒包覆的蛋白质表面携带药物,注射进入人体血管,通过磁场导航输送到病变部位释放药物,可减少药物对肝、脾、肾等产生的副作用。可以预言,随着制备纳米材料技术的发展和功能开发,会有越来越多的新型纳米材料在众多的高科技领域中得到广泛的应用。脂质体应用于注射剂领域起源于 1990 年,目前,我国已批准生产的脂质体注射剂主要有抗感染的两性霉素 B 脂质体注射剂、盐酸多柔比星脂质体注射液以及抗肿瘤的紫杉醇脂质体注射剂等。当前,脂质体注射剂研究主要集中于长循环脂质体、纳米结构类脂质体、阳离子类脂质体等。虽然脂质体在药物传递方面已取得巨大成功,但在平衡肿瘤组织高特异性与系统循环稳定性上仍存在一定的困难。研究学者需要积累更多的经验,以便在获得稳定的长循环时间和充分的药物释放动力学之间取得平衡,从而达到提高化疗效果的目的。

（二）药物传递系统

药物传递系统（drug delivery system,DDS,又称"药物递送系统"）是指在空间、时间及剂量上全面调控药物在生物体内分布的技术体系。其目标是在恰当的时机将适量的药物传递到正确的位置,从而增加药物的利用效率,提高疗效,降低成本,减少毒副作用。药物传递系统是医学、工学（材料、机械、电子）及药学的融合学科,其研究对象既包括药物本身,也搭载药物的载体材料、装置,还包括对药物或载体等进行物理化学改性、修饰的相关技术。目前,药物传递系统即第三代、第四代药物新剂型已成为药学领域的重要发展方向,缓控释给药系统、透皮给药系统和靶向给药系统是发展的主流和研究的热点,具体研究方向如下。

（1）缓控释给药系统:亦称缓控释制剂,是发展最快的新型给药系统。采用缓控释制剂技术将药物制成缓控释给药系统,已达到按预先设计的速度释放药物,把药物安全、有效地送入体内等目的。与普通制剂相比,缓控释制剂具有多种优点,包括:①减少给药次数,改善患者用药顺应性;②减少血药浓度"峰谷"波动现象,降低毒副作用,提高疗效;③增加药物治疗的稳定性;④避免某些药物对胃肠道的刺激性等。缓控释制剂按给药途径分有多种形式,如口服缓控释制剂、注射缓控释制剂、植入型缓控释制剂等。

（2）透皮给药系统:是指在经皮肤给药后,药物迅速穿透皮肤,进入血液循环而起全身治疗作用的控释剂。该系统具有超越一般给药方法的独特优点,可以不经过肝脏的"首过效应"和不在胃肠道被破坏,且皮肤间层还有储存作用,使药物浓度曲线平缓,避免了"峰谷现象",提供可预定的和较长的作用时间,维持稳定持久的血药浓度,毒性和不良反应小,使用方便。

（3）靶向给药系统:指借助载体、配体或抗体将药物通过胃肠道或全身血液循环而选择性地浓集定位于靶组织、靶器官、靶细胞或细胞内结构的给药系统。

第二节 处方审核中涉及的药剂学问题

一、给药途径的选择

在药物的临床应用过程中,给药途径的选择有以下基本原则。

(一)根据临床治疗的需要选择

根据临床治疗需要选择给药途径,选择原则:"能外用不口服,能口服不肌内注射,能肌内注射不静脉给药。"

不同给药途径可以影响药物吸收的量和速度,吸收速度快慢比较如下:静脉注射>吸入>肌内注射>皮下注射>直肠给药>口服>皮肤给药。

重症、急救治疗时,要求药物迅速起效,适宜选择静脉注射、静脉滴注、肌内注射、吸入及舌下给药;轻症、慢性疾病治疗时,因用药持久,适宜选用口服给药;皮肤疾病适宜选择外用溶液剂、酊剂、软膏剂、涂膜剂等剂型;腔道疾病治疗时适宜选择局部用栓剂等。

(二)根据临床用药的安全性选择

口服是较安全、方便和经济的用药方法,也是最常用的方法,但遇到以下情形时不宜采用:①患者昏迷不醒或不能吞咽;②因胃肠有病,不能吸收;③由于药物本身的性质,不易在胃肠道吸收或能被胃肠的酸碱性、酶所破坏(如胰岛素、青霉素等);④口服不能达到药物的特定作用(如口服硫酸镁只能起泻下作用,如需发挥镇静作用必须注射)。在上述情况下都必须采用其他给药方法。

(三)根据患者用药的依从性选择

患者用药的依从性是指患者对医师开具的药物应用的服从程度,也是药物发挥疗效的重要保证,较低的依从性会导致疾病的急剧恶化甚至死亡,也增加了医疗的费用。药物的口味、复杂的治疗方案和使用方法、用药种类多和频率高以及药物的疗效和药物不良反应等也影响治疗依从性。而长效缓释剂型、泡腾片、分散片、口腔崩解片等便于老年人、儿童服用,可提高顺应性。透皮给药系统(transdermal drug delivery system,TDDS)局部用药全身起效作用,临床顺应性较好。非注射途径的给药系统有益于增加患者的顺应性,其给药方式包括鼻腔给药、口服、直肠给药、口腔黏膜给药、透皮给药和肺部给药,然而口服给药还是最受欢迎的给药途径。

(四)临床常见给药途径不适宜的情况

在实际的临床应用中,选择合适的给药途径至关重要。同一种药物,若给药途径不同,其药效有时有着巨大的差别。随着科学技术发展,药物剂型为使用带来了很多方便,临床医师需根据药物性质及治疗目的,合理选择给药方式。以下列举了临床常见的给药途径不适宜的情况。

1. 注射剂口服或外用　注射剂口服或外用不经济,并有可能无效;注射剂口服或外用可能只发挥局部作用,而达不到全身给药的目的;对于只宜注射给药的药物改为口服,或是药物受消化液或胃液酶的破坏,从而失效或减效,或是刺激消化道黏膜造成不良反应等。

2. 肌内注射剂静脉注射或静脉滴注　肌内注射、静脉注射、静脉滴注三种不同用药方法的注射剂所用溶媒不同,工艺处方、制剂工艺和质量标准要求不同,如随意替换使用,可引起严重的不良反应,甚至危及患者的生命安全。

临床曾有将肌内注射维生素 B_1、维生素 B_{12} 静脉滴注使用导致严重不良反应的报道。因此,同是注射剂但不同注射方法的药品,不可随意替代。

3. 注射剂滴眼　注射剂、滴眼剂均有各自不同的质量标准和质量要求,由于眼睛结构的特殊性,眼用制剂在某些方面有其特殊的质量标准要求,如 pH、渗透压等要求还高于注射剂,因此随意将注射剂当作滴眼剂使用显然是不妥的。

4. 舌下含化药或口腔含化药口服　舌下含化药是根据药物的脂溶性特点,舌下给药后吸收完全而迅速,血药浓度高,发挥疗效快,如硝酸甘油片、速效救心丸等改为口服给药则吸收缓慢,易在肝内灭活,血药浓度低,疗效仅为舌下含服的 1/10,且不能发挥急救的作用。

口腔含化药是口腔内部局部给药,仅具有局部治疗功能,如草珊瑚含片、西地碘含片等如改为口服给药起不到局部治疗作用,疗效大大降低。

5. 滴眼剂滴耳　滴眼剂与滴耳剂溶剂不同,滴眼剂一般以水为溶剂,而滴耳剂则多以甘油为溶剂。

6. 口服片剂阴道给药　普通口服片剂不含发泡剂或易溶基质,因此在阴道内很难完全溶解,显效甚微,而且一旦发生药物过敏也难以确定其原因。

7. 注射剂雾化吸入　雾化吸入具有起效快、靶组织(如气道、肺部)浓度高,全身副作用较少,且不受患者吸气流速影响等优势,适合包括儿童、老年人在内的绝大多数群体,用以呼吸系统疾病的治疗。雾化剂的气溶胶粒径应为 $0.5\sim10\mu m$。若药物颗粒过小,则药物可随人体呼吸被排出;颗粒过大,不利于分散至呼吸道。而注射剂的粒径不符合雾化吸入的要求,且注射剂中常含酚类成分、亚硝酸盐等辅料,会刺激呼吸道,可诱发哮喘发作。

二、用法用量的选择

在审核处方时应注意核对剂量和计量单位,同时注意单位时间内进入机体的药量,特别是静脉注射或静脉滴注时的速度,过快也会造成单位时间内进入体内药量过大而引起毒性反应。有时不同药物制剂所含的药量虽然相等,即药剂等值,但药物效应强度不一定相等,因此,需要用生物等效性,即药物不同制剂能达到相同血药浓度的剂量比值,作为比较标准。

药品的用法应注意生物半衰期的影响。药物的半衰期反映了药物在体内消除的速度,表示了药物在体内的时间与血药浓度间的关系,它是决定给药剂量、频率的主要依据,半衰期长的药物说明它在体内消除慢,给药的间隔时间就长,反之亦然。所以多数药物都是根据半衰期的长短安排给药时间的,这样不但保证药物的效力,而且减少了毒副作用。而缓控释制剂一般适用于半衰期较短的药物,其半衰期一般在 2~8 小时,药物制成缓控释制剂后可以减少给药次数,增加患者的依从性。

三、用药时间的选择

临床用药时需选择适当的用药时间。需依据时辰药理学理论,把握最佳给药时机实现疗效最大化和对机体不良反应影响的最小化。应根据药物的性质、对胃肠道刺激性、患者的耐受力和需要产生作用的时间来考虑。

依据时辰给药的目的在于:①增强药效,提高生物利用度;②减少、规避不良反应;③降低给药剂量,节约医药资源;④提高用药依从性。如西咪替丁餐后服比餐前服效果更佳,一般提倡睡前服用 H_2 受体拮抗剂,抑制夜间胃酸分泌,减少胃酸对溃疡面的刺激,有利于溃疡的愈合;茶碱缓释片应于晚上服用,由于哮喘往往在凌晨发作或在凌晨加重,服药时间最好选在晚上 8~9 点;泼尼松片上午 6~8 点服用,在分泌高峰期一次用药效果较好,饭后服用避免胃肠道反应;高血压患者应根据血压波动类型来确定服药时间,一般选择在高峰前 1~2 小时服药。对于大部分勺型血压的患者来讲,一天服用 1 次的长效抗高血压药(包括控释片和缓释片),如氨氯地平片、硝苯地平控释片、美托洛尔缓释片、培哚普利片、缬沙坦片、氯沙坦片、福辛普利片、贝那普利片等,多在早上 7 点服药。饭前饭后均可,建议在进食前服用。一天服用 2 次的中效抗高血压药,如硝苯地平缓释片、依那普利片、非洛地平缓释片、美托洛尔片等,早上 7 点和下午 3 点服药为好。一天服用 3 次的短效抗高血压药,如硝苯地平片、卡托普利片,第一次清晨醒来服,第二次中午 1 点服,最后一次下午 6 点之前服。

四、药动学过程的相互作用

药物相互作用是指某一种药物由于其他药物的存在而改变了药物原有的理化性质、体内过程(吸收、分布、生物转化和排泄)或组织对药物的敏感性等,从而改变了药物的药理效应或毒性效应。此处所说的药动学过程的相互作用,主要表现在吸收、分布、代谢（生物转化）和排泄上。

吸收：空腹服药吸收较快，饭后服药吸收较平稳。促进胃排空的药如甲氧氯普胺能加速药物吸收；抑制胃排空药，如各种具有拮抗 M 胆碱受体作用药物能延缓药物吸收。吸收缓慢的灰黄霉素，加快胃排空反而减少其吸收；而在胃中易被破坏的左旋多巴减慢胃排空反而使吸收减少。

分布：主要表现在与血浆蛋白的竞争性结合上。对于与血浆蛋白结合率高、分布容积小、安全范围窄及消除半衰期较长的药物易受其他药物置换而致作用加强，如阿司匹林与香豆素类抗凝血药与血浆蛋白竞争性结合，致使游离的抗凝血药增多，导致抗凝血效应增强而引起出血；口服降血糖药易受阿司匹林等解热镇痛药置换而产生低血糖反应。

肝生物转化：有些药物能影响肝药酶的活性，使药物代谢诱导或抑制。如苯巴比妥可诱导肝微粒体 P450 酶系，使口服降血糖药、糖皮质激素类等代谢加速，作用减弱。肝药酶抑制药如异烟肼、氯霉素和西咪替丁等能减慢肝转化药物，使药效加强或延长。

肾排泄：利用离子屏障原理，弱酸性药物或弱碱性药物在肾小管能通过简单扩散重吸收，而尿液的 pH 可影响它们的解离。尿液呈酸性，可使弱碱性药物（如奎宁、可待因和抗组胺药等）解离型增多，在肾小管内重吸收减少，排泄量增加；尿液呈碱性，可使弱酸性药物（如阿司匹林、磺胺类和保泰松等）解离型增多，排泄量增加。反之，碱性尿液使弱碱性药物解离型减少，酸性尿液使弱酸性药物解离型减少，从而排泄量减少。

五、药物配伍禁忌

药物配伍禁忌主要表现在静脉注射、静脉滴注及肠外营养液等溶液的配伍方面。药物配伍禁忌指由于液体 pH、离子电荷等条件的改变而引起包括药液的混浊、沉淀、变色和活性降低等变化。药物液体制剂在剂型设计之初就已经研究了其在含重金属（同时含有或不含螯合剂）或抗氧剂（在含氧或氮的环境中）等条件下的配伍稳定性，说明书已经建议了最佳的使用方法，故在新药使用前，应认真阅读使用说明书全面了解该药的特性，避免盲目配伍。

（一）临床常见的配伍禁忌

1. 溶剂选择不当易引起药物不溶，注射剂的溶剂选择不当会改变药物的 pH，使药物的稳定性下降，使注射液出现浑浊、变色等现象，影响疗效，严重的可能导致输液不良反应的发生。如阿奇霉素的配制按说明书要求为：将本药用适量注射用水充分溶解后，配制 100mg/ml 的溶液，再加入 250ml 或 500ml 氯化钠注射液或 5% 葡萄糖注射液中，最终配制成 1~2mg/ml 的静脉滴注液。有的注射用粉针在配制时需要用特殊的溶剂溶解，例如注射用硫普罗宁配制时应用所附的专用溶剂溶解后再加入输液中。盐酸多柔比星配制时,应先加注射用水溶解,再加入 5% 葡萄糖或生理盐水中使用。因此对这些药物中配备的专用溶剂请勿丢弃,或擅自用其他溶剂替代。

2. 盐析 盐析一般是指溶液中加入无机盐类而使某种物质溶解度降低而析出的过程。例如氟罗沙星等为第三代喹诺酮类药物,遇强电解质如氯化钠、氯化钾会发生同离子效应析出沉淀,因而禁与含氯离子的溶液配伍。甘露醇注射液为过饱和溶液,应单独滴注,加入电解质(如氯化钾)或地塞米松,可加速甘露醇盐析产生结晶,并易引起电解质紊乱导致低钾血症。

3. 酸碱度改变而引起药物破坏、沉淀或变色 每种输液都有规定的 pH 范围,对所有加入的药物的稳定性都有一定影响。常用的溶媒有 5% 或 10% 葡萄糖注射液、0.9% 氯化钠注射液、葡萄糖氯化钠注射液等,其 pH 依次为 3.2~5.5、3.5~5.5、4.5~7.0。青霉素水溶液稳定的 pH 为 6.0~6.5,用葡萄糖注射液配伍,青霉素的 β- 内酰胺环水解而使效价降低。

4. 药物之间氧化还原反应 维生素 K 类为一种氧化剂,若与还原剂维生素 C 配伍,则维生素 K 被强还原剂维生素 C 破坏,从而失去止血作用。因为维生素 K 为醌式结构物质,可被维生素 C 还原破坏,两类药物易溶于水且极性较大,相遇则发生氧化还原反应致作用减弱或失效。

5. 钙离子的沉淀反应 钙离子可与磷酸盐、碳酸盐生成钙沉淀,钙离子除常用钙盐外,还存在于复方氯化钠注射液(林格液)、乳酸钠林格液中。磷酸盐存在于地塞米松、克林霉素磷酸酯、三磷酸腺苷等药物中,碳酸盐存在于部分药物的辅料中。头孢曲松与钙离子配伍生成沉淀,因而不宜与葡萄糖酸钙、林格液、乳酸钠林格液等含钙溶液配伍。

6. 中药注射液配伍问题 中药注射剂成分复杂,容易受 pH 等因素影响,而使溶解度下降或产生聚合物出现沉淀,甚至可能与其他成分发生化学反应,使药效降低。例如茵栀黄注射液与 0.9% 氯化钠注射液配伍后 pH 发生变化,颜色加深,药效下降,微粒增加。丹参川芎嗪注射液不宜与碱性注射剂一起配伍。双黄连注射液与氨基糖苷类及大环内酯类等配伍时易产生混浊或沉淀。中药注射液配伍时除了注意混合液外观发生的理化变化外,有时也会出现虽然外观无变化,但用仪器检测,配伍后不溶性微粒增加的情况。

(二) 配伍禁忌的防范措施

1. 在不了解其他药液对某药的影响时,可将该药单独使用。

2. 两种药物混合时,一次只加一种药物到输液瓶中,待混合均匀后液体外观无异常改变再加入另一种药物;两种浓度不同的药物配伍时,应先加浓度高的药物至输液瓶中后再加浓度低的药物,以避免发生反应。

3. 有色药液应最后加入输液瓶中,以避免瓶中有细小沉淀不易发现。

4. 严格执行注射器单用制度,以避免注射器内残留药液与所配制药物之间产生配伍反应。

5. 根据药物的药理性质合理安排输液顺序,对存在配伍禁忌的两组药液,在使用时应间隔给药,如需序贯给药,则在两组药液之间,应以葡萄糖注射液或生理盐水冲洗输液管过渡。

6. 根据药物性质及说明书选择合适的溶媒,避免发生理化反应。

7. 中药注射液宜单独使用。在西药注射液滴完后,用溶媒冲洗后,再使用中药注射剂。

六、特殊人群用药的剂型选择

选择用药时首先要根据患者的具体病情,同时还要根据患者的年龄、性别及一些特殊情况来考虑用药的选择和剂量。本部分重点介绍老年人和儿童用药时剂型的选择。

（一）老年人用药的剂型选择

能口服的尽量不要肌内注射,能肌内注射的尽量不要静脉给药。因为老年人对药物的吸收能力较差,注射后疼痛较显著并且容易形成局部硬结。

老年人需要长期用药时,尽可能口服给药。对部分吞咽困难的老年人,可选用颗粒剂或液体制剂,必要时注射给药。

尽量选用控释制剂,该制剂单位时间释放固定量的药物,受胃肠道动力和酸碱性影响小,较适宜老年人选用。老年人尽量不用缓释片,因释放慢、吸收量增加,易便秘而增加吸收产生毒性。

（二）儿童用药的剂型选择

儿童的免疫系统还没有完全建立起来,各个器官和系统没有完全发育成熟,抵抗力较弱,易受到外界微生物入侵,从而引发多种疾病。最近几年来,儿童用药安全问题迫在眉睫,儿童服药易出现多种问题如过量、呛咳和误服等,严重威胁儿童生命安全。不过,只要选对儿童用药剂型,就能最大程度避免此问题发生。建议儿童选用的剂型包括栓剂、滴剂、颗粒剂、气雾剂、吸入剂和糖浆剂等。儿童用药剂型应符合如下特点。

1. 使用方便 片剂和胶囊剂难以吞咽,易发生呛咳。上述建议儿童选用的药物剂型正好避开了此问题。因为儿童气道狭小,药物呛入气管易出现气道痉挛和堵塞,从而引起剧烈咳嗽,甚至导致窒息。

2. 药物剂量易于控制 以上药物剂型一般配备精确的滴管或量杯,相对来说用药量更加精确。就拿混悬剂或糖浆剂来说,根据儿童每次用药时所需的量来取药,起效速度快,服用更加方便,口感良好,容易被儿童接受;滴剂药物浓度高,服用容积比较小,特别适合月龄较小的婴儿服用;栓剂大部分药物成分经直肠黏膜吸收且进入血液循环后,对胃肠道刺激性小,并不会增加肝脏毒性。

3. 用药依从性高 上述建议儿童选用的药物剂型口感良好,儿童服用时不排斥。

这里需特别指出,在临床实际应用时,为了儿童用药方便,经常存在破坏剂型的情况出现,有时属于错误用法,应避免。比如:胶囊剂的胶囊壳对药物有遮味、保护等作用,打开胶囊壳服用不仅破坏了胶囊壳的保护作用,同时释放了药物不良味道、增加药物的刺激性和副作用,常可造成儿童恶心、呕吐等不良反应,而且还增加了药物污染的机会。肠溶片剂外的肠溶衣对药物的片芯有保护作用:一方面防止药物在胃液中水解而降低疗效;另一方面减少对胃黏膜的刺激。掰开或磨碎服用会大大降低药物疗效,同时增加不良反应。如胰酶肠溶片、头孢呋辛酯薄膜衣片等掰开或磨碎使用疗效降低;红霉素肠溶片、阿司匹林肠溶片、吲哚美辛肠溶片等掰开或磨碎使用常可造成胃溃疡、胃出血等。

七、药用辅料相关问题

(一) 药用辅料概述

药用辅料系指生产药品和调配处方时使用的赋形剂和附加剂,是除活性成分以外,在安全性方面已进行了合理的评估,且包含在药物制剂中的物质。

药用辅料除了赋形、充当载体、提高稳定性外,还具有增溶、助溶、缓控释等重要功能,是可能会影响药品的质量、安全性和有效性的重要成分。药用辅料的作用包括:①赋形;②使制备过程顺利进行;③提高药物稳定性;④提高药物疗效;⑤降低药物毒副作用;⑥调节药物作用;⑦增加患者用药的顺应性。

药用辅料可从来源、作用和用途、给药途径等进行分类。按来源分类,药用辅料可分为天然物、半合成物和全合成物;按作用与用途分类,药用辅料可分为溶剂、抛射剂、增溶剂、助溶剂、乳化剂、着色剂、黏合剂、崩解剂、填充剂、润滑剂、润湿剂、渗透压调节剂、稳定剂、助流剂、矫味剂、防腐剂、助悬剂、包衣材料、芳香剂、抗黏着剂、抗氧剂、螯合剂、渗透促进剂、pH 调节剂、缓冲剂、增塑剂、表面活性剂、发泡剂、消泡剂、增稠剂、包合剂、保湿剂、吸收剂、稀释剂、絮凝剂与反絮凝剂、助滤剂、释放阻滞剂等;按给药途径分类,药用辅料可分为口服给药、注射给药、黏膜给药、经皮或局部给药、经鼻或口腔吸入给药和眼部给药用辅料等。

药用辅料应具有如下特性:经安全性评估对人体无毒害作用;化学性质稳

定,不易受温度、pH、保存时间等的影响;与药物成分之间无配伍禁忌;不影响制剂的检验,或可按允许的方法除去对制剂检验的影响;且尽可能用较小的用量发挥较大的作用。

药物的物理和化学性质为药物在剂型的制备中药用辅料的应用配伍提供依据。药用辅料的作用有溶解、混悬、增稠、稀释、乳化、稳定、保护、着色、矫味等,合理选用药物辅料可制备出有效而适宜的药物制剂。

（二）药物辅料的不良反应

一提药物不良反应,人们往往归因于药物的活性成分。事实上,一些药用辅料并非完全惰性,随着药用辅料的应用日益广泛,临床上的一些不良反应是由辅料引起的,尽管发生率较低,却涉及多器官、多系统,甚至危及生命。因此,由制剂中辅料引起的不良反应也不容忽视。下面总结常见的几种药用辅料及其不良反应。

1. 丙二醇　丙二醇在肝脏大量代谢,主要氧化为乳酸和丙酮酸。重症监护患者注射苯二氮䓬类镇静催眠药时,丙二醇通常会引起代谢紊乱,可产生血清高渗、乳酸中毒和肾毒性。

丙二醇可引起中枢神经系统抑制,尤其是儿童和肾衰竭患者,其在新生儿体内半衰期长达 16.9 小时,应格外注意防止丙二醇蓄积。

2. 苯甲醇　苯甲醇为无色的澄明液体,具有微弱香气,遇空气氧化成苯甲酸及苯甲醛。苯甲醇具有抑菌和局部麻醉作用,可减轻肌内注射时的疼痛感。20 世纪 70—80 年代,临床普遍应用苯甲醇作为注射溶剂,20 世纪 90 年代后期不断有试验数据和流行病学调查显示,苯甲醇能引起不可逆的臀肌挛缩症:轻者双髋关节不能内敛,重者膝盖不能合并,成蛙腿样分开。苯甲醇可与红细胞膜结合,产生溶血。胺碘酮注射液中含有苯甲醇,可引起低血压,减慢滴速可缓解;有新生儿静脉给药后呼吸窘迫综合征致命的报道。鉴于此,不少地区要求停用苯甲醇作为注射溶剂。2012 年 7 月 11 日,《国家食品药品监督管理局办公室关于组织开展含苯甲醇的注射液说明书检查的通知》发布,要求含苯甲醇的注射液说明书中必须明确标注"本品含苯甲醇,禁止用于儿童肌内注射",未按要求修订的,一律不得上市。

3. 乙醇　乙醇是药物制剂工艺中常用的辅料或溶剂。含乙醇的中成药（口服类）:藿香正气水、十滴水、苏菲咳糖浆、川贝清肺糖浆、养阴清肺糖浆（含乙醇、苯甲酸钠）、散痰宁糖浆、夜宁糖浆、八珍液、十全大补糖浆、独活寄生合剂、五加荟血口服液等。

含乙醇的药物与头孢菌素类或硝基咪唑类等药物联用,极可能导致双硫仑样反应。

4. 亚硫酸盐　亚硫酸盐包括亚硫酸钠、亚硫酸氢钠、亚硫酸氢钾、焦亚硫酸钠等。亚硫酸盐可引起过敏反应,特别是有哮喘史的患者。美国 FDA 估计约 5% 哮喘患者对亚硫酸盐敏感,可引起喘息、呼吸困难等。

肾上腺素注射液本身含有亚硫酸盐,但不妨碍治疗亚硫酸盐过敏反应的患者。

含亚硫酸盐的注射剂不宜用于雾化治疗。

5. 柠檬黄　柠檬黄是一种食用色素,可引起过敏反应,发生率约为 1∶10 000。柠檬黄与阿司匹林有交叉过敏反应,阿司匹林过敏者避免服用柠檬黄的食物或药品。

已有研究结果显示,柠檬黄可加重多动症儿童的症状。

6. 聚氧乙烯蓖麻油聚合物　聚氧乙烯蓖麻油聚合物是一种非离子型表面活性剂。紫杉醇注射液含有 50% 聚氧乙烯蓖麻油聚合物和 50% 乙醇,常见的不良反应为急性过敏反应,表现为呼吸困难、面色潮红、全身荨麻疹等。所有患者在接受紫杉醇治疗之前均须预防性用药。预先给予高剂量糖皮质激素、抗组胺药可降低过敏反应发生率。

另外,含有聚氧乙烯蓖麻油聚合物的注射剂,应采用玻璃瓶或聚乙烯输液装置。

7. 乳糖　乳糖可用作片剂、胶囊剂、散剂的稀释剂、甜味剂,也可用作粉吸入型气雾剂的稀释剂。对乳糖不耐受者,服用含乳糖辅料的制剂,可产生腹胀、腹痛、腹泻等严重不良反应。

乳糖作为干粉吸入型气雾剂的稀释剂时,含量少,可以被肺快速吸收,由尿中排泄,即使对不耐受者也很安全;口服片乳糖含量高,对于不耐受者可能就会有一定的危险。

8. 聚山梨酯　聚山梨酯为非离子型表面活性剂,常用于制剂增溶或乳化等。其对心血管系统有明显的影响,使心率减慢,血压下降。其作用于平滑肌,使血管扩张。

不同浓度的聚山梨酯对红细胞膜稳定性有一定影响,浓度达 0.012% 时,红细胞几乎全部破裂,故有学者主张,凡有聚山梨酯增溶的制剂均需进行溶血试验。国内还有聚山梨酯诱导过敏反应,促进癌细胞生长和扩散的报道。

聚山梨酯是复合维生素注射液、麻醉药依托咪酯、抗肿瘤药依托泊苷和多西他赛、许多中药注射剂的溶剂,用药时常发生过敏反应,表现为低血压、支气管痉挛、面部潮红、皮疹、呼吸困难、心动过速、发热、寒战等。

第三节 常见处方审核案例详解

一、破坏剂型结构

剂型,是根据病情与药物特点所制成的不同的药品形态。剂型影响到药物作用时间、疗效等方方面面。在使用时,不宜随意破坏剂型结构,如缓控释制剂、胶囊、肠溶片等。

案例1

【处方描述】

性别:女　　　　　　　　　年龄:69 岁
临床诊断:高血压(2 级、3 级)。
处方内容:
硝苯地平控释片(30mg/ 片)　　45mg　　q.d.　　p.o.

【处方问题】用法、用量不适宜:硝苯地平控释片不宜掰开服用,会破坏剂型的结构,降低药效。

【机制分析】控释剂型的释药原理是先制成含药片芯,然后在片芯外面包上一定厚度的半透膜,再采用激光技术在膜上打若干小孔。患者服用后,药片与体液接触,水从半透膜进入片芯,使药物溶解,当药片内部的渗透压高于外部时,药物便从小孔中释放,发挥药效。药物被人体吸收后,该骨架不被吸收,空药片完整地经肠道排出。

【干预建议】该处方硝苯地平控释片每次服用 1 片半(45mg)不适宜,建议调整用量或选用其他合适剂型。

案例2

【处方描述】

性别:男　　　　年龄:4 岁 3 个月　　　　体重:16kg
临床诊断:扁桃体炎。
处方内容:
阿奇霉素胶囊(0.25g/ 粒)　　0.2g　　b.i.d.　　p.o.

【处方问题】用法、用量不适宜:阿奇霉素胶囊不宜破坏胶囊壳服用,会破坏剂型。

【机制分析】阿奇霉素胶囊是将阿奇霉素与适宜辅料充填于空心硬胶囊中制成的固体制剂。胶囊剂的胶囊壳对药物有遮味、保护等作用,若为了儿童用药方便,把胶囊剂掰开服用,不仅破坏了胶囊壳的保护作用,同时释放了药物不良味道、增加药物的刺激性和副作用。常可造成儿童恶心、呕吐等不良反应,而且还增加了药物污染的风险,故胶囊剂不建议破坏胶囊壳服用。

【干预建议】建议医师更改医嘱,改成阿奇霉素颗粒。

案例3
【处方描述】

> 性别:女   年龄:61 岁
> 临床诊断:(慢性病)高血压(2 级、3 级)。
> 处方内容:
> 酒石酸美托洛尔片(50mg/ 片)   50mg   b.i.d   p.o.
> 阿司匹林肠溶片(100mg/ 片)   0.15g   b.i.d. p.o.

【处方问题】用法、用量不适宜:阿司匹林肠溶片不宜掰开服用,会破坏剂型。

【机制分析】肠溶片剂是一种在胃液中不崩解,而在肠液中能够崩解、吸收的片剂。因为阿司匹林在胃液酸性条件下不稳定,易分解失效对胃黏膜有刺激性,故将其包上一层只能在碱性肠液中溶解的肠溶衣。且阿司匹林会对胃黏膜造成损害,其损害机制分为局部作用和系统作用两种情况。局部作用损害是口服阿司匹林后,药物直接接触胃黏膜,它不仅可使黏膜上皮细胞层完整性丧失,还能分解黏液层,因此破坏了胃黏膜屏障。一方面为胃酸、胃蛋白酶对胃本身的"消化"打开了通道,另一方面促进 H^+ 逆扩散,很快使胃黏膜出现瘀斑、浅表糜烂。这些病灶可发生隐性出血,但不会出现显性大出血。系统作用损害是阿司匹林进入体循环后,阿司匹林对环氧合酶(COX),特别是环氧合酶 -1(COX-1)的抑制,减少了胃黏膜对前列腺素的合成,导致黏膜保护因素的损失;同时阿司匹林还能增加脂氧合酶活性,增加了具有血管收缩作用的白三烯的含量,均影响胃黏膜的血流。以上对胃黏膜的不良作用,也使细胞修复能力受损,溃疡边缘的细胞再生受阻,延迟了消化性溃疡的愈合,因此患者易发生出血、穿孔等溃疡病的并发症。

综上所述,肠溶片剂型不宜破坏。

【干预建议】阿司匹林肠溶片应整片服用,使用剂量为 0.15g,可改用

25mg 小剂量阿司匹林 6 片服用。

二、给药途径不适宜

临床常常忽略剂型对给药途径的影响,导致剂型相关的给药途径不适宜的处方。如舌下含化药或口腔含化药口服、注射剂口服或外用、肌内注射剂静脉注射或静脉滴注、注射剂滴眼、滴眼剂滴耳、口服片剂阴道给药等。

案例 4
【处方描述】

性别:女　　　　　　　　　年龄:35 岁

临床诊断:急性咽炎。

处方内容:

金喉健喷雾剂	1 揿	q.i.d.	舌下含服
青连外感袋泡茶	2g	t.i.d.	p.o.
复方广东土牛膝合剂	30ml	t.i.d	p.o.

【处方问题】给药途径不适宜:金喉健喷雾剂给药途径不适宜。

【机制分析】舌下含服指使药剂直接通过舌下毛细血管吸收入血,完成吸收过程的一种给药方式。舌下含服给药量有限,但因为无首过效应,药物可以通过毛细血管壁被吸收,吸收完全且速度较快。适用于治疗紧急病症的药物,或需要避免肝脏的首过效应并且吸收入血发挥全身作用的药物。金喉健喷雾剂,用于风热所致咽痛、咽干、咽喉红肿、牙龈肿痛,口腔溃疡。喷于患处发挥局部作用,无须舌下含服。本处方属给药途径不适宜。

【干预建议】更改金喉健喷雾剂给药途径。

案例 5
【处方描述】

性别:女　　　　　　　　　年龄:72 岁

临床诊断:胰腺癌;高血压病。

处方内容:

贝那普利片	10mg	q.d.	舌下含服

【处方问题】给药途径不适宜:贝那普利给药途径不适宜。

【机制分析】贝那普利片是一种前体药,在肝内水解为活性物质苯那普利拉,苯那普利拉为一种竞争性的血管紧张素转换酶抑制剂,可阻止血管紧张素Ⅰ转换为血管紧张素Ⅱ,使血管阻力降低,醛固酮分泌减少,血浆肾素活性增高。苯那普利拉还抑制缓激肽的降解,也使血管阻力降低,产生降血压作用。舌下含服贝那普利片,未经胃肠道吸收,未经门静脉系统进入肝脏,不能转换为活性物质发挥降血压作用。本处方属给药途径不适宜。

【干预建议】建议更改用法为口服,或选用舌下含服的抗高血压药。

案例6
【处方描述】

性别:女 年龄:64 岁
临床诊断:2 型糖尿病;冠状动脉粥样硬化性心脏病。
处方内容:
硝酸甘油片　　1.5mg　　b.i.d.　　　p.o.

【处方问题】给药途径不适宜:硝酸甘油片给药途径不适宜。

【机制分析】硝酸甘油用于预防和治疗心绞痛。硝酸甘油片在心绞痛发作时,应舌下含化 1 片,可每 5 分钟可重复一次,直至症状缓解。如果 15 分钟内给药 3 片胸痛仍不缓解或者如果疼痛较之前加剧,应立即采取其他医疗措施。硝酸甘油片口服因肝脏首过效应,生物利用度仅为 8%,舌下含服立即吸收,生物利用度 80%。本处方硝酸甘油片属给药途径不适宜。

【干预建议】建议更改用法为舌下含服。

案例7
【处方描述】

性别:女 年龄:21 岁
临床诊断:会阴伤口愈合不全。
处方内容:
50% 葡萄糖注射液　　5ml　　b.i.d.　　外用
胰岛素注射液　　　　1ml　　b.i.d.　　外用

【处方问题】给药途径不适宜:胰岛素给药途径不适宜。

【机制分析】胰岛素是由胰腺内的胰岛 β 细胞受内源性或外源性物质如葡萄糖、乳糖、核糖、精氨酸、胰高血糖素等的刺激而分泌的一种蛋白质激素。胰岛素是机体内唯一降低血糖的激素,同时促进糖原、脂肪、蛋白质合成。外源性胰岛素主要用于糖尿病治疗,因胰岛素是蛋白质,口服后胃酸会破坏蛋白质结构,使蛋白质变性,用法是皮下注射或静脉注射。说明书未提及外用的用法。本处方属给药途径不适宜。

【干预建议】此外用法未载入说明书,不建议胰岛素注射液外用,应使用促伤口愈合的外用制剂。

案例8
【处方描述】

性别:女　　　　　　　　年龄:25 岁
临床诊断:毒性弥漫性甲状腺肿。
处方内容:
氯化钾注射液　　　　　　10m　　　t.i.d.　　　p.o.

【处方问题】给药途径不适宜:氯化钾注射液给药途径不适宜。

【机制分析】注射剂指药物制成的供注入体内的无菌溶液(包括乳浊液和混悬液)以及供临用前配成溶液或混悬液的无菌粉末或浓溶液。注射剂作用迅速可靠,不受 pH、酶、食物等影响,无首过效应,可发挥全身或局部定位作用,适用于不宜口服药物和不能口服的患者,但注射剂研制和生产过程复杂,安全性及机体适应性差,成本较高。注射液在胃肠道不稳定、对胃肠道刺激大或吸收不完全。本处方属给药途径不适宜。

【干预建议】患者补钾应选用氯化钾溶液,不宜选择注射剂。

案例9
【处方描述】

性别:男　　　　　　　　年龄:60 岁
临床诊断:上呼吸道感染。
处方内容:
氯化钠注射液　　　　　　5ml　　　q.d.　　　雾化吸入
地塞米松磷酸钠注射液　　5mg　　　q.d.　　　雾化吸入
注射用糜蛋白酶　　　　　4 000U　　q.d.　　　雾化吸入
硫酸庆大霉素注射液　　　8 万 U　　q.d.　　　雾化吸入

【处方问题】给药途径不适宜:注射液用于雾化吸入,给药途径不适宜。

【机制分析】地塞米松注射液、注射用糜蛋白酶、庆大霉素注射液三种药物均无雾化剂型且不适合雾化。地塞米松与气道黏膜组织结合较少,肺内沉积率低,与糖皮质激素受体的亲和力低,在气道内滞留时间短,较难通过雾化吸入发挥局部抗炎作用。庆大霉素采用雾化吸入,药物浓度过低,达不到抗感染的目的,同时可刺激气道上皮,加重上皮炎症反应。糜蛋白酶对视网膜毒性较强,雾化时接触眼睛容易造成损伤;该药对肺组织有损伤,吸入气道内可致炎症加重并诱发哮喘。有人认为注射用糜蛋白酶可以采用雾化吸入治疗,且某一厂家生产的注射用糜蛋白酶说明书中载有可以用于雾化吸入治疗,只是同时指出:由于超声雾化后糜蛋白酶效价下降明显,因此,糜蛋白酶超声雾化吸入时间宜控制在5分钟内。除了这一厂家的药品说明书中有可以用于雾化,国内其他厂家的药品说明书均没有"可用于雾化"的内容。另外,《雾化吸入疗法合理用药专家共识(2019年版)》中明确指出不推荐传统"呼三联"方案(地塞米松、庆大霉素、糜蛋白酶)。"呼三联"药物无相应雾化吸入制剂,无充分安全性证据,且剂量、疗程及疗效均无统一规范。

【干预建议】建议使用雾化剂型进行雾化吸入治疗。

案例 10

【处方描述】

性别:女　　　　　　　年龄:1 岁 0 个月

临床诊断:上呼吸道感染。

处方内容:

0.9% 氯化钠注射液 3ml + 注射用重组人干扰素 α1-b 10μg+ 吸入用硫酸沙丁胺醇溶液 2ml　q.d. 空气压缩吸入

【处方问题】给药途径不适宜:注射用重组人干扰素 α1-b 给药途径不适宜。

【机制分析】重组人干扰素 α-1b 注射剂具有广谱抗病毒、抗肿瘤及免疫调节功能,其说明书中用法为皮下注射或肌内注射。雾化吸入的药物对 pH 及组织渗透性等理化性质上要求与注射剂不同,在没有吸收促进剂情况下从肺部吸收很少。干扰素属于蛋白质类药物,稳定性差,超声雾化可能导致其加热变性。同时有部分厂家生产的此药注射剂辅料中含有间甲苯酚类防腐剂,吸入后可能诱发哮喘。并且达不到雾化颗粒的要求,容易沉积于肺部而增加药物肺部感染的发生率。根据患者症状替换其他吸入雾化用药及抗感染用药。

【干预建议】更改可用于雾化的剂型。

案例 11

【处方描述】

性别:女　　　　　　　　　　年龄:27 岁

临床诊断:手术后伤口愈合不良。

处方内容:

乳酸依沙吖啶注射液　　　　50mg　　q.d.　　外用(伤口换药用)

【处方问题】给药途径不适宜:乳酸依沙吖啶注射液给药途径不适宜。

【机制分析】注射剂系指药物制成的供注入体内的无菌溶液(包括乳浊液和混悬液)以及供临用前配成溶液或混悬液的无菌粉末或浓溶液。注射剂作用迅速可靠,不受 pH、酶、食物等影响,无首过效应,可发挥全身或局部定位作用,适用于不宜口服的药物和不能口服的患者。且注射剂和外用制剂药物的吸收途径不同,将注射剂外用往往徒劳;其次注射剂和外用制剂所用辅料不同,使用注射液外用,无法达到外用杀菌消毒的效果;最后将注射剂外用是很不经济的,因为注射剂的价格均明显高于同种口服制剂和外用剂。

【干预建议】建议医师更改医嘱,使用外用剂型乳酸依沙吖啶溶液。

案例 12

【处方描述】

性别:女　　　　　　　　　　年龄:58 岁

临床诊断:外耳道炎(左)。

处方内容:

克拉霉素片　　　　　　　　0.25g　　b.i.d.　　p.o.
左氧氟沙星滴眼液　　　　　适量　　　t.i.d　　点患耳(左)
地塞米松磷酸钠注射液　　　2mg　　　t.i.d　　点患耳(左)

【处方问题】给药途径不适宜:左氧氟沙星滴眼液及地塞米松磷酸钠注射液给药途径不适宜。

【机制分析】滴耳剂系指供滴入耳腔内的外用液体制剂,以水、乙醇、甘油、丙二醇或聚乙二醇为溶剂,为保证渗透性强和刺激性小,一般选用混合溶剂。滴眼液和注射液以水为溶媒,用于滴耳刺激性大,并且外耳道发炎,pH 亦会改变,从药剂学考虑使用滴眼液和注射液滴耳不合理。对于左氧氟沙星滴眼液与左氧氟沙星滴耳液而言,虽然规格相同,都是 5ml:15mg;且 pH 范围相同,都是 6~7;但是,左氧氟沙星滴眼液,不宜用于滴耳。第一,抗炎作用会减弱。左氧氟沙星滴眼液中含有 0.5% 的三氯叔丁醇,三氯叔丁醇不仅具有杀灭细菌和真菌的活性,而且有局部麻醉(止痛)作用。而左氧氟沙星滴耳液中的乙醇,不仅有杀菌作用,而且可增加药物的渗透性,并随着乙醇的挥发,使患耳干燥,促进炎症消退(但可引起疼痛)。第二,副作用增加。三氯叔丁醇可剂量依赖性地抑制钙内流,舒张血管平滑肌;未见三氯叔丁醇用作滴耳液防腐剂的报道;三氯叔丁醇急性中毒可引起中枢系统抑制症状,表现为意识丧失、呼吸抑制等。第三,未知用药风险。任何一种药物上市前,都需要进行动物急性毒性实验,以及临床有效性、安全性临床试验。某些厂家生产的左氧氟沙星滴眼液,可能不含有三氯叔丁醇,但含有其他防腐剂。因此,左氧氟沙星滴眼液用于外耳、中耳炎,属于超说明书用药,不宜用于治疗急性中耳炎。否则,应告知患者相关用药风险。地塞米松磷酸钠注射液是糖皮质激素,以注射水作溶剂,用于滴耳的渗透性和吸收性不好,且刺激性大,同样不适宜。

【干预建议】建议医师选择滴耳剂型,如左氧氟沙星滴耳液。

案例 13

【处方描述】

性别:女	年龄:12 岁		
临床诊断:双眼屈光不正。			
处方内容:			
阿托品注射液	0.5mg	q.n.	滴眼
玻璃酸钠滴眼液	2 滴	q.i.d.	滴眼

【处方问题】给药途径不适宜:阿托品注射液用于滴眼给药途径不适宜。

【机制分析】滴眼剂系指由药物与适宜辅料制成的无菌水性或油性澄明溶液、混悬液或乳状液,供滴眼用,通常对眼部起杀菌、消炎、扩瞳、缩瞳、麻醉等作用。阿托品可拮抗 M 胆碱受体,使瞳孔括约肌和睫状肌松弛,导致去甲肾上腺素能神经支配的瞳孔扩大肌的功能占优势,从而使瞳孔散大。瞳孔散大把虹膜推向虹膜角膜角,妨碍房水通过小梁网排入巩膜静脉窦,引起眼压升高。使睫状肌松弛,拉紧悬韧带使晶状体扁平,降低其屈光度,引起调节麻痹,处于看远物清楚,看近物模糊的状态。可用于散瞳,也可用于虹膜睫状体炎。滴眼剂的 pH、渗透压等与注射液不同,用注射液滴入眼内,可能会引起眼睛不适或其他不良后果。

【干预建议】建议医师选择外用眼用剂型,如阿托品眼膏或滴眼液。

案例 14
【处方描述】

性别:男　　　　　　　　　年龄:29 岁
临床诊断:结肠癌;不完全性肠梗阻。
处方内容:
盐酸羟考酮缓释片　　　　　40mg　　q.12h.　　纳肛

【处方问题】给药途径不适宜:盐酸羟考酮缓释片给药途径不适宜。
遴选药品不适宜:不完全性肠梗阻患者不宜使用盐酸羟考酮。

【机制分析】盐酸羟考酮是一种阿片类镇痛药,盐酸羟考酮具有降低肠蠕动的作用,患者有不完全肠梗阻,不适宜使用盐酸羟考酮。盐酸羟考酮为口服片剂,直肠给药可能会导致药量吸收增加,增加不良反应的发生率。本处方属给药途径与遴选药品不适宜。

【干预建议】不能口服的患者可选用芬太尼透皮贴外用剂型止痛。

案例 15
【处方描述】

性别:男　　　　　　　　　年龄:16 岁
临床诊断:痤疮。
处方内容:
盐酸克林霉素棕榈酸酯分散片　　　　150mg　q.d.　　研末外用

【处方问题】给药途径不适宜:克林霉素棕榈酸酯分散片外用给药无抗菌活性。

【机制分析】盐酸克林霉素棕榈酸酯系克林霉素的衍生物,体外无抗菌活性,在体内经酯酶水解形成克林霉素而发挥抗菌活性。其作用机制为抑制细菌蛋白质的合成,主要作用于革兰氏阳性球菌和厌氧菌感染。该处方中盐酸克林霉素棕榈酸酯分散片为外用,无体内生物转化过程,没有抗菌活性。本处方属给药途径不适宜。

【干预建议】建议使用外用抗菌药物剂型。

案例 16
【处方描述】

性别:女   年龄:3 岁
临床诊断:变应性鼻炎。
处方内容:
红霉素软膏   适量   b.i.d.   外用

【处方问题】给药途径不适宜:红霉素软膏给药途径不适宜。

【机制分析】红霉素为大环内酯类抗生素,对大多数革兰氏阳性菌、部分革兰氏阴性菌及一些非典型性致病菌如衣原体、支原体均有抗菌活性。红霉素软膏用于脓疱疮等化脓性皮肤病、小面积烧伤、溃疡面的感染和寻常痤疮。其说明书的注意事项上明确注明了避免接触眼睛和其他黏膜(如口鼻等)。该处方诊断为变应性鼻炎,使用红霉素软膏涂于鼻腔内并不适合。

【干预建议】建议医师修改医嘱,可开具鼻喷雾剂外用。

案例 17
【处方描述】

性别:女   年龄:64 岁
临床诊断:高血压;糖尿病。
处方内容:
甘精胰岛素注射液   3ml×3 支   0.01ml   q.d.   i.v.gtt.

【处方问题】给药途径不适宜:甘精胰岛素注射液静脉滴注,给药途径不适宜。

【机制分析】甘精胰岛素主要作用是调节糖代谢,通过促进骨骼肌和脂肪等周围组织摄取葡萄糖,抑制肝葡萄糖的产生而降低血糖。说明书明确规定皮下注射,作用长效、平稳、无峰值。甘精胰岛素的长效作用与其在皮下组织内注射有关,如果将皮下注射的药物剂量注入静脉内,可发生严重低血糖。本处方属给药途径不适宜。

【干预建议】给药途径不适宜:更改甘精胰岛素注射液给药途径为皮下注射。

案例 18
【处方描述】

性别:男　　　　　　　　　年龄:9 小时

临床诊断:早产儿。

处方内容:

凝血酶冻干粉　　　　500U×1 支　　100 U/ 次　　q.d.　　i.v.

【处方问题】给药途径不适宜:凝血酶冻干粉给药途径不适宜。

【机制分析】凝血酶冻干粉可促使纤维蛋白原转化为纤维蛋白,应用于创口局部,使血液凝固而止血。严禁注射! 如误入血管可导致血栓形成、局部坏死危及生命。必须直接与创面接触,才能起止血作用。

【干预建议】给药途径不适宜:将凝血酶冻干粉的用法改为外用。

案例 19
【处方描述】

性别:男　　　　　　　　　年龄:69 岁

临床诊断:慢性肾衰竭。

处方内容:

呋塞米注射液　　　　　　　20mg　　q.d.　　i.m.

【处方问题】给药途径不适宜:呋塞米注射液给药途径不适宜。

【机制分析】呋塞米注射液利尿作用强而短,为强效利尿药,用于治疗心、肝、肾等疾病引起的水肿,特别是对其他利尿药无效的病例;可用于治疗急性肺水肿、脑水肿、急性肾衰竭和高血压等疾病;配合补液该品可促进毒物排泄。呋塞米注射液为钠盐注射液,碱性较高(pH 约为 9),说明书中不主张呋塞米注射液用于肌内注射,所有用法均为静脉注射或静脉滴注。

【干预建议】应改为静脉注射或静脉滴注给药。

案例 20
【处方描述】

性别:女　　　　　　　　　年龄:28 岁

临床诊断:外阴水肿。

处方内容:
50% 硫酸镁溶液   10ml   t.i.d.   p.o.

【处方问题】给药途径不适宜:硫酸镁溶液给药途径不适宜。

【机制分析】口服硫酸镁有良好的导泻功能,口服硫酸镁溶液在肠道吸收很少,因此硫酸镁又叫"泻盐"。口服硫酸镁水溶液到达肠腔后,具有一定渗透压,使肠内水分不被肠壁吸收,用于导泻。硫酸镁外敷有局部消肿作用,处方诊断为外阴水肿,用法应更改为外用。

【干预建议】外敷硫酸镁具有高渗、消肿、止痛的药理作用,处方中诊断为外阴水肿,用法应是外敷消肿。

案例 21
【处方描述】

性别:男   年龄:3 岁 4 个月
临床诊断:健康查体、贫血。
处方内容:
维生素 C 泡腾片   1 片   q.d.   p.o.
多维铁口服溶液   5ml   b.i.d.   饭后半小时口服

【处方问题】给药途径不适宜:维生素 C 泡腾片给药途径不适宜。

【机制分析】泡腾片是利用有机酸和碱式碳酸(氢)盐作为泡腾崩解剂,置入水中,即刻发生泡腾反应,生成并释放大量的二氧化碳气体的一种片剂剂型。如果直接吞服,药片进入咽喉会吸收周围水分并产生大量二氧化碳,有导致儿童窒息的风险。

【干预建议】建议与医师沟通修改用法,药师详细给患者做发药交代,用冷水或温开水溶解后服用。儿童需要在家长看护下服用,服用维 C 泡腾片后应用清水漱口,以减少酸性物质对牙齿的刺激,避免牙齿受损。

案例 22
【处方描述】

性别:女   年龄:67 岁
临床诊断:膝关节退行性病变。

处方内容：

玻璃酸钠注射液	25mg	临时 1 次	其他
泼尼松龙注射液	125mg	q.d.	i.c.
利多卡因注射液	0.4g	临时 1 次	其他

【处方问题】给药途径不适宜：玻璃酸钠注射液和利多卡因注射液用法不明确，泼尼松龙注射液皮内注射为给药途径不适宜。

【机制分析】玻璃酸钠注射液用于膝关节退行性病变时应关节腔内注射；利多卡因注射液单次用量超说明书规定的成人常用量，容易造成不良事件；泼尼松龙注射液说明书规定用法是肌内注射或关节腔注射，且药物皮内注射时药液总量每次不能大于 0.2ml，泼尼松龙规格是 125mg：5ml，不宜采用皮内注射。本处方属用法、用量不适宜。

【干预建议】明确玻璃酸钠注射液和利多卡因注射液用法与用量，更改泼尼松龙注射液用法。

三、忽略剂型药动学特征

药品的用法应注意血浆半衰期的影响。血浆半衰期长的药品一般每日 1~2 次，血浆半衰期短的药品一般每日 3~4 次。根据病情和药物作用机制的特点，每种药品使用时应选择适宜的给药频次及时间。

案例 23
【处方描述】

性别：男　　　　　　　　年龄：46 岁
临床诊断：2 型糖尿病性周围神经病；糖尿病伴并发症。
处方内容：

盐酸二甲双胍缓释胶囊	0.5g	t.i.d.	p.o.
伏格列波糖分散片	0.2mg	t.i.d.	餐中服
格列本脲片	5mg	b.i.d.	早、晚餐前 30 分钟服

【处方问题】用法、用量不适宜：盐酸二甲双胍缓释胶囊给药频次不适宜；伏格列波糖分散片用法不适宜。

【机制分析】二甲双胍降血糖作用是促进组织无氧糖酵解，使肌肉等组织利用葡萄糖的作用加强，同时抑制肝糖原的异生，减少肝糖的产生，使血糖降低。说明书明确一天给药一次或二次。该药为缓释制剂，本处方一天给药三次不符合药剂学要求。

分散片具有服用方便、崩解迅速、吸收快和生物利用度高等特点。故伏格列波糖分散片应在餐前服用,使用时将本品加入适量水中,搅拌均匀后服用,服药后即刻进餐,药物能在体内迅速发挥降血糖作用。

【干预建议】更改盐酸二甲双胍缓释胶囊给药频次;更改伏格列波糖分散片用法。

案例24
【处方描述】

患者性别:男　　　　　年龄:27 岁
临床诊断:右前臂肿痛查因,软组织感染。
处方内容:
0.9% 氯化钠注射液	250ml	q.d.	i.v.gtt.
注射用头孢呋辛钠	1.5g	q.d.	i.v.gtt.

【处方问题】用法、用量不适宜:注射用头孢呋辛钠给药频次不适宜。

【机制分析】头孢呋辛钠是时间依赖性抗菌药物,平均血清半衰期为1.5小时。半衰期短的制剂,在体内代谢清除快,作用时间短。处方仅每日一次疗效不佳,且没有序贯治疗,易导致耐药性的发生。

【干预建议】更改头孢呋辛钠给药频次为每8小时给药一次。

案例25
【处方描述】

患者性别:女　　　　　年龄:30 岁
临床诊断:急性化脓性扁桃体炎。
处方内容:
5% 葡萄糖注射液	250ml	q.d.	i.v.gtt.
注射用青霉素钠	640 万单位	q.d.	i.v.gtt.

【处方问题】用法、用量不适宜:注射用青霉素钠给药频次不适宜。
溶媒选择不适宜:注射用青霉素钠溶媒选择不适宜。
【机制分析】
(1)根据《中华人民共和国药典临床用药须知(2020年版)》,由于呈酸性的葡萄糖可破坏青霉素的活性,配制的溶液容易发生理化性质改变,因此青霉素禁止与葡萄糖配伍使用。

（2）青霉素是繁殖期杀菌剂，水溶液不稳定，用药宜高浓度快速输入，滴注时给药速度不超过每分钟 50 万单位，短时间内达到较高血药浓度，同时减少药物降解。

（3）青霉素钠平均血清半衰期为 0.5 小时，每日一次给药，达不到较好的杀菌疗效。

【干预建议】更改注射用青霉素钠给药频次为每 6~8 小时给药一次。更改注射用青霉素钠的溶媒为 0.9% 氯化钠注射液。

案例 26
【处方描述】

患者性别：女　　　　　　年龄：74 岁
临床诊断：高血压 3 级；痛风。
处方内容：
吲达帕胺缓释片　　　　1.5mg　q.d.　p.o.
贝那普利薄膜衣片　　　20mg　q.d.　p.o.
别嘌醇缓释胶囊　　　　0.25mg　t.i.d.　p.o.

【处方问题】用法、用量不适宜：别嘌醇缓释胶囊给药频次不适宜。

【机制分析】处方中别嘌醇缓释胶囊为缓释制剂，剂型特点是在体内缓慢释放，维持一天的稳态血药浓度，避免出现峰浓度和谷浓度，减少制剂的不良反应，更好地发挥药物疗效。处方中一日三次给药，超大剂量会加重其不良反应。

【干预建议】根据说明书要求本品每次一粒，每日一次。

案例 27
【处方描述】

患者性别：男　　　　　　年龄：57 岁
临床诊断：怀疑急性肠胃炎；短暂性脑缺血发作。
处方内容：
注射用雷贝拉唑钠　　　20mg　q.d.　i.v.gtt.
0.9% 氯化钠注射液　　　250ml　q.d.　i.v.gtt.

【处方问题】溶媒用量不适宜。

【机制分析】注射用雷贝拉唑钠半衰期较短,说明书示应用 5ml 氯化钠稀释后加入 100ml 0.9% 氯化钠注射液中,在 15~30 分钟完成输注。处方中使用 250ml 0.9% 氯化钠注射液稀释使药物浓度降低,不利于达到治疗浓度,且 250ml 液体量输注完需要 1~1.5 小时,延长输注时长会降低注射用雷贝拉唑钠的疗效。

【干预建议】根据说明书要求选用溶媒为 100ml 0.9% 氯化钠注射液,在 15~30 分钟输注完。

案例 28
【处方描述】

患者性别:男　　　　　　年龄:49 岁
临床诊断:尿路感染。
处方内容:
左氧氟沙星氯化钠注射液　　0.5g　　b.i.d.　　i.v.gtt.

【处方问题】用法、用量不适宜:左氧氟沙星氯化钠注射液给药频次不适宜。

【机制分析】左氧氟沙星为浓度依赖性抗菌药物,平均血清半衰期为 7 小时,常用剂量为 250mg 或 500mg,缓慢静脉滴注,滴注时间不少于 60 分钟,每 24 小时静脉滴注 1 次;或 750mg,缓慢滴注,时间不少于 90 分钟,每 24 小时静脉滴注 1 次。

【干预建议】更改处方中左氧氟沙星氯化钠注射液给药频次为每日一次。

案例 29
【处方描述】

性别:男　　　　　　　　年龄:71 岁
临床诊断:下肢动脉硬化闭塞症。
处方内容:
0.9% 氯化钠注射液　　250ml + 前列地尔注射液　　10μg　　q.d.　　i.v.

【处方问题】溶媒选择不适宜:前列地尔注射液溶媒用量不适宜。

【机制分析】前列地尔注射液是以脂微球为药物载体的静脉注射用制剂。由于脂微球的包裹,前列地尔不易失活,且具有易于分布到受损血管部位的靶向特性,从而发挥本品扩张血管、抑制血小板聚集的作用。用法用量是成人每日 1 次,1~2ml(前列地尔 5~10μg)+10ml 生理盐水(或 5% 的葡萄糖)缓慢静脉注射,或直接入小壶缓慢静脉滴注。前列地尔注射液在输液中稳定性差,一般稀释后 2 小时内必须输注完,且溶媒量过大容易导致脂微球破乳,故不宜选用 250ml 0.9% 氯化钠注射液为溶媒。本处方属溶媒用量不适宜。

【干预建议】前列地尔注射液溶媒量更改为 0.9% 氯化钠注射液 10ml。

四、存在配伍禁忌

药物配伍禁忌主要表现在静脉注射、静脉滴注及肠外营养液等溶液的配伍方面。药物配伍禁忌指由于液体 pH、离子电荷等条件的改变而引起包括药液的混浊、沉淀、变色和活性降低等变化。

临床常见的配伍禁忌有:溶剂选择不当易引起药物不溶;盐析;酸碱度改变而引起药物破坏,沉淀或变色;药物之间氧化还原反应;钙离子的沉淀反应;中药注射液配伍问题等。

案例 30
【处方描述】

性别:女　　　　　　　　年龄:47 岁
临床诊断:混合型颈椎病。
处方内容:

长春西汀注射液	20mg	q.d.	i.v.gtt.
参麦注射液	50ml	q.d.	i.v.gtt.
0.9% 氯化钠注射液	500ml	q.d.	i.v.gtt.

【处方问题】存在配伍禁忌:参麦注射液与长春西汀注射液存在配伍禁忌。

溶媒选择不适宜:参麦注射液溶媒选择不正确。

【机制分析】参麦注射液说明书上明确该药可能发生严重的不良反应包括过敏性休克,故该药严禁混合配伍,谨慎联合使用,本药应当单独使用。如果确需联用,需要注意冲管以避免管道内混合的风险。参麦注射液说明书规定溶媒是 5% 葡萄糖注射液,应按说明书用药。

【干预建议】参麦注射液与长春西汀注射液分瓶输注,序贯时冲管,参麦注射液改用 5% 葡萄糖注射液 250~500ml 稀释。

案例 31
【处方描述】

性别:男　　　　　　　　年龄:82 岁

临床诊断:慢性支气管炎。

处方内容:

0.9% 氯化钠注射液	250ml	q.d.	i.v.gtt.
注射用青霉素钠	800 万 U	q.d.	i.v.gtt.
维生素 C 注射液	3g	q.d.	i.v.gtt.
0.9% 氯化钠注射液	1ml	q.d.	皮试用

【处方问题】存在配伍禁忌:青霉素钠与维生素 C 存在配伍禁忌。

用法、用量不适宜:青霉素钠给药频次不适宜。

【机制分析】注射用青霉素钠能破坏细菌的细胞壁并在细菌细胞的繁殖期起杀菌作用,遇酸、碱或氧化剂等即迅速失效。注射用青霉素钠 pH 为 5.0 ~ 7.5,青霉素静脉输液中加入维生素 C 注射液会产生相互作用,出现混浊。本处方属存在配伍禁忌处方。

【干预建议】将青霉素钠与维生素 C 注射液分瓶输注。青霉素钠为时间依赖性抗生素,每日一次的给药频次无法达到有效血药浓度,且易发生细菌耐药,故应更改给药频次为每 6~8 小时给药一次。

案例 32
【处方描述】

性别:女　　　　　　　　年龄:68 岁

临床诊断:急性支气管炎。

处方内容:

0.9% 氯化钠注射液 500ml + 注射用阿奇毒素 0.5g+ 维生素 B_6 注射液 0.1g　q.d.　i.v.gtt.

【处方问题】存在配伍禁忌:阿奇霉素与维生素 B_6 注射液存在配伍禁忌。

【机制分析】注射用阿奇霉素的抗菌作用机制是与敏感细菌 50S 核糖体亚单位结合,影响细菌的蛋白质合成,其核酸合成不受影响。在碱性环境中稳定,其水溶液的 pH 为 9~11,维生素 B_6 注射液 pH 为 2.4~3,遇碱类易破坏,所以两药应避免合用。有部分厂家阿奇霉素产品的说明书明确规定,其他静脉内输注物、添加剂、药物不能加入其中,也不能同时在同一条静脉通路中滴注。本处方存在配伍禁忌。

【干预建议】将阿奇霉素与维生素B_6注射液分瓶输注。

案例 33
【处方描述】

性别:女	年龄:45 岁		
临床诊断:头痛,胃炎。			
处方内容:			
氯化钠注射液	250ml	q.d.	i.v.gtt.
泼尼松龙注射液	30mg	q.d.	i.v.gtt.
注射用泮托拉唑钠	40mg	q.d.	i.v.gtt.

【处方问题】存在配伍禁忌:泮托拉唑与泼尼松龙存在配伍禁忌。

【机制分析】泮托拉唑为质子泵抑制剂用于静脉滴注,说明书要求 15~60 分钟内滴完;泮托拉唑溶解和稀释后必须在 4 小时内用完,禁止用其他溶剂或其他药物溶解和稀释,该处方泮托拉唑与泼尼松龙注射液在同一瓶输液混合使用,存在配伍禁忌。

【干预建议】将注射用泮托拉唑与泼尼松龙注射液分瓶输注。

案例 34
【处方描述】

性别:男	年龄:56 岁		
临床诊断:鼻咽顶后壁未分化型非角化性癌。			
处方内容:			
5% 葡萄糖注射液	500ml	q.d.	i.v.gtt.
注射用水溶性维生素	2 支	q.d.	i.v.gtt.
氯化钾注射液	10ml	q.d.	i.v.gtt.

【处方问题】存在配伍禁忌:注射用水溶性维生素与氯化钾注射液存在配伍禁忌。

【机制分析】水溶性维生素的药品说明书已明确:应使用不含电解质的葡萄糖稀释。本处方中存在强电解质氯化钾,故属于配伍禁忌。水溶性维生素中有乙二胺四乙酸二钠(EDTA-2Na),其作用是为了避免该药中有些成分被微量的"金属离子"催化氧化,加 EDTA 是为维持制剂整体的稳定性。加入含电解质的氯化钾注射液,容易导致注射用水溶性维生素中的成分催化氧化变色,或者产生不溶性微粒,造成不良事件。

【干预建议】更改处方,注射用水溶性维生素与氯化钾注射液分别配制及输注。

案例 35

【处方描述】

性别:女　　　　　　　　年龄:10 岁

临床诊断:急性扁桃体炎。

处方内容:

5% 葡萄糖注射液 250ml + 维生素 C 注射液 1g+ 地塞米松磷酸钠注射液 10mg　q.d.　i.v.gtt.

0.9% 氯化钠注射液 250ml + 注射用无水头孢唑林钠　1g　q.d.　i.v.gtt.

【处方问题】存在配伍禁忌:维生素 C 注射液与地塞米松磷酸钠注射液存在配伍禁忌。

【机制分析】维生素 C 在酸性条件中较稳定,所以不宜与碱性药物配伍。地塞米松磷酸钠注射液的 pH 为 7.5~10.5,碱性,两药合用存在配伍禁忌。头孢唑林为时间依赖性抗菌药物,每日一次难以达到有效血药浓度,影响治疗效果,且容易产生细菌耐药。本处方存在配伍禁忌且给药频次不适宜。

【干预建议】将维生素 C 注射液与地塞米松磷酸钠注射液分别配制及输注;更改注射用无水头孢唑林的给药频次为每 6~8 小时给药一次。

案例 36

【处方描述】

性别:女　　　　　　　　年龄:63 岁

临床诊断:乳腺肿瘤;脑水肿。

处方内容:

甘露醇注射液　　　　　　125ml　　q.d.　　i.v.gtt.

地塞米松磷酸钠注射液　　10mg　　q.d.　　i.v.gtt.

【处方问题】存在配伍禁忌:甘露醇与地塞米松存在配伍禁忌。

【机制分析】甘露醇为高浓度高渗透压溶液,不宜与任何药液配伍一起输注。地塞米松磷酸酯钠注射液,内含 0.2% 亚硫酸钠,与过饱和 20% 甘露醇注射液混合,可使甘露醇发生盐析反应,会对患者造成一定的危险,故不推荐临床将这两种药配伍使用。本处方属存在配伍禁忌。

【干预建议】将甘露醇与地塞米松注射液单独输注。

案例 37
【处方描述】

性别:女　　　　　　　　年龄:24 岁

临床诊断:泛发性湿疹。

处方内容:

注射用硫代硫酸钠 0.64g+ 灭菌注射用水 20ml + 维 D_2 果糖酸钙注射液 2ml　混合静脉注射

【处方问题】存在配伍禁忌:维 D_2 果糖酸钙注射液与注射用硫代硫酸钠合用存在配伍禁忌。

给药途径不适宜:维 D_2 果糖酸钙注射液静脉注射给药途径不适宜。

【机制分析】维 D_2 果糖酸钙注射液为维生素 D_2 与有机钙剂的无菌白色乳状溶液,与注射用硫代硫酸钠的水溶液混合可能会混浊或分层,应避免混合。维 D_2 果糖酸钙注射液说明书明确用法是肌内注射,不宜与其他药物配伍。

【干预建议】维 D_2 果糖酸钙注射液单独肌内注射。

五、联合用药不适宜

案例 38
【处方描述】

性别:女　　　　　　　　年龄:35 岁

临床诊断:慢性胃炎;肠功能紊乱。

处方内容:

双歧杆菌三联活菌胶囊　　2 粒　　b.i.d.　　p.o.

胶体果胶铋胶囊　　　　　3 粒　　b.i.d.　　p.o.

【处方问题】联合用药不适宜：双歧杆菌三联活菌胶囊与胶体果胶铋胶囊联合用药不适宜。

【机制分析】胶体果胶铋胶囊为胃肠黏膜保护药。口服后在胃液内形成溶胶，该溶胶与溃疡面及炎症表面有较强的亲和力，能形成保护膜，隔离胃酸，保护受损的黏膜，并刺激胃肠黏膜上皮细胞分泌黏液，促进上皮细胞自身修复。对受损黏膜的黏附性较强，也能杀灭胃内幽门螺杆菌。

双歧杆菌三联活菌胶囊可直接补充人体正常生理细菌，调整肠道菌群平衡，抑制并清除肠道中致病菌，减少肠源性毒素的产生，促进机体对营养物的消化，合成机体所需的维生素，激发机体免疫力。因为铋剂形成保护膜后，双歧杆菌的吸收减少，会减弱双歧杆菌三联活菌的药物疗效。本处方属联合用药不适宜。

【干预建议】两药间隔2小时以上服用。

案例 39
【处方描述】

性别：男	年龄：20 岁		
临床诊断：胃痛，胃溃疡。			
处方内容：			
铝镁颠茄片	4 片	t.i.d.	p.o.
左氧氟沙星片	0.2g	b.i.d.	p.o.

【处方问题】联合用药不适宜：铝镁颠茄片、左氧氟沙星片联合用药不适宜。

【机制分析】铝镁颠茄片主要用于胃酸过多、胃痛、消化性溃疡，含有氢氧化铝 0.2g，氧化镁 0.15g。喹诺酮类药物（左氧氟沙星片）与含镁或铝等药物同时使用时，喹诺酮与镁铝离子形成配合物将干扰胃肠道的吸收，使铝镁颠茄片在体内浓度降低。故两者联合用药不适宜。

【干预建议】铝镁颠茄片应该在喹诺酮类药物使用前或使用后至少2小时服用。

案例 40
【处方描述】

性别：女	年龄：2 岁
临床诊断：肠消化不良。	

处方内容:

酪酸梭菌二联活菌胶囊	1 粒	b.i.d.	p.o.
蒙脱石散	1 袋	t.i.d.	p.o.
口服补液盐散(Ⅲ)	1 袋	t.i.d.	p.o.

【处方问题】联合用药不适宜:蒙脱石散与酪酸梭菌二联活菌胶囊联合用药不适宜。

【机制分析】蒙脱石散具有层纹状结构及非均匀性电荷分布,对消化道内的病毒、病菌及其产生的毒素有固定、抑制作用;对消化道黏膜有覆盖能力,并通过与黏液糖蛋白相互结合,从质和量两方面修复、提高黏膜屏障对攻击因子的防御功能。蒙脱石散会吸附酪酸梭菌二联活菌,致使活菌失效。本处方属联合用药不适宜。

【干预建议】蒙脱石散与酪酸梭菌二联活菌隔开 2 小时以上服用。

案例 41
【处方描述】

性别:女	年龄:55 岁		

临床诊断:急性肠炎。

处方内容:

5% 葡萄糖注射液	250ml	q.d.	i.v.gtt.
硫酸庆大霉素注射液	24 万 U	q.d.	i.v.gtt.
碳酸氢钠注射液	250ml	q.d.	i.v.gtt
腹可安片	1.02g	t.i.d.	p.o.
蒙脱石散	6g	t.i.d.	p.o.

【处方问题】联合用药不适宜:碳酸氢钠注射液与庆大霉素注射液联合用药不适宜。

【机制分析】氨基糖苷类抗生素多以原型经肾排泄,其排泄速度部分取决于肾小球液中的 pH,碳酸氢钠碱化尿液使氨基糖苷类抗生素在肾小管重吸收增加,同时使用庆大霉素和碳酸氢钠,庆大霉素的半衰期延长,血药浓度升高,作用增强,毒性增加。本处方属联合用药不适宜。

【干预建议】使用其他抗菌药。如选用口服抗菌药,需与蒙脱石散间隔 2 小时以上服用,蒙脱石散为吸附收敛止泻药,会吸附药物,降低疗效。

六、忽略辅料的不良影响

药物在制备过程中,为解决制剂的成型性、有效性、稳定性、安全性常加入处方中除主药以外的药用辅料。药用辅料的作用除了赋形、充当载体、提高稳定性外,还具有增溶、助溶、缓控释等重要功能,是可能会影响到药品的质量、安全性和有效性的重要成分。在审方过程中,除了关注处方药物外,还需要警惕药用辅料对人体的影响。处方中药物辅料与药品互相依存,在保证药物临床药效发挥的同时,辅料引起的不良反应也应引起药师的关注。

案例 42
【处方描述】

性别:男　　　　　　　　年龄:6 岁
临床诊断:软组织疾患。
处方内容:
盐酸苯海拉明注射液　　　10mg　　st.　　　i.m.

【处方问题】遴选药品不适宜:盐酸苯海拉明注射液遴选药品不适宜。

【机制分析】盐酸苯海拉明注射液主要用于急性重症过敏反应,可减轻输血或血浆所致的过敏反应;手术后药物引起的恶心呕吐;帕金森病和锥体外系症状;牙科局麻,当患者对常用的局麻药高度过敏时,1% 苯海拉明液可作为牙科用局麻药;其他过敏反应疾病,不宜口服用药者。因本品含药用辅料苯甲醇,作为注射溶媒可减轻肌内注射时引起的疼痛,2001 年国家药品不良反应监测中心通报苯甲醇作为注射溶媒明显增加注射性臀肌挛缩症发生的危险,故含苯甲醇的注射液禁止用于儿童肌内注射。

【干预建议】建议医师修改医嘱,换成口服抗过敏药或其他不含苯甲醇的注射液。

案例 43
【处方描述】

性别:男　　　　　　　　年龄:38 岁
临床诊断:急性胆囊炎入院。
处方内容:
注射用头孢曲松钠　　　　2g　　　q.d.　　i.v.gtt.
氢化可的松注射液　　　　100mg　q.d.　　i.v.gtt.

【处方问题】联合用药不适宜：氢化可的松注射液辅料为乙醇，与注射用头孢曲松钠合用，属于联合用药不适宜。

【机制分析】氢化可的松不溶于水，但可溶于乙醇。临床使用的氢化可的松注射液的辅料为乙醇，含量约 50%。与注射用头孢曲松钠合用会出现双硫仑样反应。

【干预建议】停用氢化可的松注射液。出现双硫仑样反应的处理措施是：静脉注射地塞米松或肌内注射纳洛酮等对症处理，静脉输注葡萄糖注射液、维生素 C 注射液等进行护肝治疗，促进乙醇代谢和排泄。

案例 44

【处方描述】

性别：女　　　　　　　年龄：1 岁
临床诊断：心脏杂音。
处方内容：
地西泮注射液　　　　　4mg　　　q.d.　　　i.m.

【处方问题】给药途径不适宜：地西泮注射液给药途径不适宜。

【机制分析】地西泮是长效苯二氮䓬类药物，具有镇静、催眠、抗癫痫、抗惊厥、抗焦虑等作用。地西泮注射液的溶剂含 40% 丙二醇、10% 乙醇、5% 苯甲酸钠、15% 苯甲醇，以及少量注射用水。地西泮注射液宜缓慢静脉注射，成人不超过 5mg/min，儿童不超过 2mg/min，因注射速度过快可导致呼吸暂停、低血压、心动过缓或心跳停止、静脉炎。地西泮注射液脂溶性高，肌内注射吸收慢而不规则，亦不完全，容易起硬结，故不适宜肌内注射。地西泮注射液含苯甲醇，它能使臀部肌肉萎缩，禁止用于儿童肌内注射。本处方属给药途径不适宜。

【干预建议】更改地西泮注射液给药途径，静脉注射或使用原液微泵给药，不要稀释。

（郑锦坤　刘 韬　梁忠平）

参考文献

［1］崔德福.药剂学.7 版.北京：人民卫生出版社，2011.
［2］马岚，李冰，陈建平，等.纳米技术在药物领域中的应用.内蒙古医科大学学报，2018，40 (5): 536-540.

[3] 问天娇, 李思颖, 郑颖, 等. 脂质体技术在铂类药物抗肿瘤研究中的应用. 癌变·畸变· 突变, 2022, 34 (1): 72-74.

[4] 张雪, 齐宜广, 武玉杰, 等. 新型注射剂的国内外研发进展. 药学进展, 2018, 42 (12): 897-904.

[5] 龚伟, 杨阳, 金义光, 等. 新型药物递送系统研究进展. 中国科学 (生命科学), 2011, 41 (10): 894-903.

第四章
超说明书用药处方审核案例详解

第一节　超说明书用药概述

一、超说明书用药的概念

药品说明书是指药品生产企业提供,经国家药品监督管理部门批准的载明药品的重要信息的法定文件,是选用药品的法定指南。经审批后的说明书,不得自行修改。药品说明书的内容应包括药品的品名、规格、生产企业、药品批准文号、产品批号、有效期、主要成分、适应证或功能主治、用法、用量、禁忌、不良反应和注意事项等,包含药品安全性、有效性等重要科学数据、结论和信息,是用以指导安全、合理使用药品的技术性资料。

超药品说明书用药(off-label drug use,OLDU),又称药品说明书外用法、药品未注册用法(unlicensed uses,off-label uses,unlabeled uses)。一般来讲,业内普遍将超药品说明书用药定义为临床实际使用药品的适应证、给药方法或剂量不在具有法律效力的说明书之内的用法,包括给药剂量、适应人群、适应证或给药途径等与药品说明书中的用法不同的情况。

二、超说明书用药的法律地位与业内认可情况

国际上,美国、新西兰、德国、荷兰、意大利、日本、印度等国家对超说明书用药进行了相关立法。其中印度明确禁止超说明书用药,而其余 6 个国家均允许合理的超说明书用药。另外,美国、英国、德国、意大利、荷兰、澳大利亚、新西兰、中国、日本和南非等国政府部门或学术组织发布了与超说明书用药相关的指南、规范。

美国食品药品管理局(FDA)指出"不强迫医师必须完全遵守官方批准

的药品说明书用法"，鼓励制药企业研究"药品说明书之外的用法"，使其转化为"说明书之内的用法"。为避免滥用、误用超说明书用药，美国 FDA 禁止企业向医师推广说明书之外的用法，临床超说明书用药的依据只能来源于循证医学数据库及有关权威资料。因此，美国说明书用药顾问委员会、医院药师协会等专业学术组织制定了超说明书用药的权威指引，并进行定期修改和更新。在英国，相关政府部门制定了《NHS 未批准及超标签用药指南》(NHS 即英国国家医疗服务体系)作为药品未获批准用法的参照标准。英国药物与保健品管理局(HMRA)指出：医师超说明书用药时，应当掌握科学、全面的医学证据。意大利对于研究性超说明书用药做了相关规定：有长期严重不良预后、影响生活质量且目前尚无药物治疗的疾病，允许使用试验性药品，但需要获得有效性证据。日本厚生省文件指出：超说明书用药可以国外实例及国外药品说明书或相关政府机构发布的最新药品安全性信息为依据。

与上述国家不同的是，印度认为超说明书用药会导致药品滥用、增加耐药及药物不良事件发生，甚至可造成患者死亡，因此禁止超说明书用药，这可能与印度人口众多，经济发展极端不平衡，大部分患者受教育程度普遍偏低，知情同意难以实施等有关。但其国内的某些学术组织如印度医学会和印度产科与妇科医师联盟则支持具有科学依据的超说明书用药。

2021 年 8 月 20 日，我国第十三届全国人民代表大会常务委员会第三十次会议审议通过了《中华人民共和国医师法》(简称《医师法》)。其中第二十九条规定：医师应当坚持安全有效、经济合理的用药原则，遵循药品临床应用指导原则、临床诊疗指南和药品说明书等合理用药。在尚无有效或者更好治疗手段等特殊情况下，医师取得患者明确知情同意后，可以采用药品说明书中未明确但具有循证医学证据的药品用法实施治疗。该法首次将超药品说明书用药写入法条，在医药卫生领域引起了强烈反响。另外，我国 2019 年 12 月 1 日施行的新版《中华人民共和国药品管理法》(简称《药品管理法》)的第七十二条也已指出：医疗机构应当坚持安全有效、经济合理的用药原则，遵循药品临床应用指导原则、临床诊疗指南和药品说明书等合理用药，对医师处方、用药医嘱的适宜性进行审核。这表明《医师法》关于超药品说明书用药的条文与《药品管理法》一脉相承，体现了合理的超药品说明书用药的合法性，是我国医药管理法规的重大突破。

在某种情况下，超说明书用药在一定程度上有利于患者疾病的治疗并推动医学的发展，但超说明书用药与说明书内用药相比具有更大的风险，其不良反应的发生率大大增加。因超说明书用药发生医疗纠纷，一旦被患者起诉，医师如果未能证明与该行为无关,或难以提供充分的循证依据时,属于违反医疗常规,是不受法律保护的。过往的医疗诉状中已经发生了不少因超说明书用药导致的赔偿案例。在这些案例中,药品说明书是判断医师用药是否存在过错的重要依据。因此,新版《医师法》《药品管理法》也一再强调了安全、有效、经济、合理的原则以及超说明书用药应基于循证依据例如临床诊疗指南、临床应用指导原则等。

超说明书用药写入《医师法》无疑是我国医疗改革的一个重大利好,但结合我国现行医疗体制、医患关系、医师处方行为自我约束力以及药师审方作用等来看,医疗机构对超说明书用药的规范管理与合理使用必须予以重视。正如所有的自由都需要建立在规则之上,我们只有严格遵循超说明书用药原则与基于循证医学证据的规范性判断,才能用好法律赋予的"超说明书用药"这把尚方宝剑,造福百姓。

三、超说明书用药处方审核的必要性

(一)保障患者用药安全需要

临床医疗实践中,超说明书用药实际存在,既有合理的又有不合理的。不合理的超说明书用药既不符合医疗诊疗规范,又缺乏安全性应用依据,药品不良反应发生风险高,对患者生命健康危害大。因此,药师开展超说明书用药处方审核,加强超说明书用药后的疗效与安全性监测,有利于帮助临床保障患者医疗安全。

(二)保障医疗机构用药符合医保报销政策

一般情况下,国家的医保药品目录对药品的使用适应证、用法用量、适用人群等作了要求,确定了医保机构报销范围。虽然超药品说明书用药对患者的治疗也可以产生积极作用,但仍有可能会受到医保部门的费用拒付,由医疗机构自行负责成本支出,从而给医院带来经济损失。因此,药师开展超说明书用药处方审核,有利于提前对不合理的、不在国家医保报销范围的超说明书用药及时干预,保障医疗机构合规经济收入。

(三)降低相关法律风险,营造和谐医患关系

《医疗事故处理条例》第五条规定:医疗机构及其医务人员在医疗活动中,必须严格遵守医疗卫生管理法律、行政法规、部门规章和诊疗护理规范、常规,恪守医疗服务职业道德。而《中华人民共和国民法典》(以下简称《民法典》)指出医疗机构及其医务人员如违反法律、行政法规、规章以及其他有关诊疗规范的规定,造成患者有损害的,将推定医疗机构有过错并承担相关赔偿责任。在我国有关法律法规条文中,药品说明书是具有法律效力的文书,是法官在判决医疗纠纷的案件中考量的重要法律依据。因此超说明书用药具有一定的法

律风险隐患。

药师进行超说明书用药审核,查询有无充分的、高质量循证依据支持,及时干预不合理的超说明书用药,减少了用药安全隐患,一定程度上避免了因用药疗效与安全性所带来医疗投诉、医疗纠纷,降低了医务人员的医疗诉讼法律风险。

第二节　超说明书用药的处方开具与审方责任

一、超说明书用药处方开具条件

目前,国内众多医药专业学术组织,如中国药理学会治疗药物监测研究专业委员会、广东省药学会纷纷制定了超说明书用药相关专家共识,具有行业规范的作用。业内普遍认为,医疗机构药事管理部门应对本机构内超说明书用药采取"准入制度",组织医学与药学工作者对超说明书用药进行准入审批、定期评估,以防控用药风险。临床工作中,超说明书用药处方的开具应遵守以下基本原则:在影响患者生活质量或危及生命的情况下,无合理的可替代药品;用药目的不是试验研究,必须仅仅是为了患者的利益;有合理的医学实践证据;经医院药事管理与药物治疗学委员会及伦理委员会批准,但紧急抢救情形下不受此条限制;保护患者的知情权,应告知患者治疗步骤、预后情况及可能出现的危险;是否签署知情同意书取决于该用法的危险程度、偏离标准操作的程度及用药目的等。

二、超说明书用药处方医师的责任要求

《医师法》规定了医师职责和权限,对医师执业行为进行了规范和约束。医师应恪守职业道德,在执业活动中遵循临床指南,遵守临床技术操作规范和医学伦理规范。《处方管理办法》(中华人民共和国卫生部令第53号)规定"医师应当根据医疗、预防、保健需要,按照诊疗规范、药品说明书中的药品适应证、药理作用、用法、用量、禁忌、不良反应和注意事项等开具处方"。同时,"药品用法用量应当按照药品说明书规定的常规用法用量使用,特殊情况需要超剂量使用时,应当注明原因并再次签名"。

《民法典》第一千二百一十九条规定:"医务人员在诊疗活动中应当向患者说明病情和医疗措施。需要实施手术、特殊检查、特殊治疗的,医务人员应当及时向患者具体说明医疗风险、替代医疗方案等情况,并取得其明确同意。"

在临床医疗实践的某些情况下,超说明书用药是实现其治病救人职责的

工具和手段。世界医学大会《赫尔辛基宣言》称:"当无现存有效的预防、诊断和治疗方法治疗患者时,若医师觉得有望挽救生命、重新恢复健康或减轻痛苦的希望,那么在取得患者知情同意的情况下医师应该不受限制地使用尚未经证实的或是新的预防、诊断和治疗措施。"

因此,超说明书用药是否合规、合理,应该根据具体的用药行为分析,判断医师处方行为是否符合《医师法》、《民法典》、诊疗规范,是否符合安全、有效、经济的原则。但与此同时,医师仍需做好患者知情同意、病程记录及用药疗效与安全性监测。

三、超说明书用药处方审核药师的责任要求

《处方管理办法》(中华人民共和国卫生部令第 53 号)规定,药师应当对处方用药适宜性进行审核。药师经处方审核后,认为存在用药不适宜时,应当告知处方医师,请其确认或者重新开具处方。

《医疗机构药事管理规定》(卫医政发〔2011〕11 号)第十八条规定,医疗机构应当遵循有关药物临床应用指导原则、临床路径、临床诊疗指南和药品说明书等合理使用药物;对医师处方、用药医嘱的适宜性进行审核。

《医院处方点评管理规范(试行)》(卫医管发〔2010〕28 号)要求三级以上医院应当逐步建立健全专项处方点评制度,制度规定要对包括"超说明书用药"在内的特定药物处方进行处方点评,以期通过加强管理,减少临床治疗中的不合理用药。

《医疗机构处方审核规范》(国卫办医发〔2018〕14 号)指出,处方审核是指药学专业技术人员运用专业知识与实践技能,根据相关法律法规、规章制度与技术规范等,对医师在诊疗活动中为患者开具的处方,进行合法性、规范性和适宜性审核,并作出是否同意调配发药决定的药学技术服务。

第三节　超说明书用药处方审核循证评价的基本方法

临床实践工作中,医师制订药物治疗方案,包括使用超说明书用药,均是在充分的、较高质量的循证证据基础上开展的。因此,药师进行超说明书用药处方审核,同样需要掌握循证医学、循证药学的评价基本方法。

20 世纪 90 年代末,循证药学(evidence-based pharmacotherapy)作为循证医学的一个分支学科被提出。1998 年 Etmisnan 等提出循证药学或循证药物治疗学就是以证据为基础的临床药物治疗学,其核心内容和基本精神就是寻找证据、分析证据和运用证据,以作出科学合理的用药决策。目前,国内外学者认为:循证药学是指临床药师通过系统收集文献,评价药物研究的证

据(文献),获得药物疗效、安全性、经济学等方面的研究资料,评估其在制订合理给药方案中的作用并以此作出临床药物治疗决策的临床实践的方法与过程。

一、超说明书用药的证据来源、证据分级和推荐强度

(一) 证据来源

在美国,超说明书用药权威资料主要包括:药物要点系统(Drug Points® System),其内容包括先后并入的美国药典-药物情报(United States Pharmacopoeia-Drug Information,USP-DI)、美国医学会-药品评价(American Medical Association-Drug Evaluations,AMA-DE);美国医院药典服务-药物信息(American Hospital Formulary Service-Drug Information,AHFS-DI)。2008年,美国医疗保障与医疗救助中心(Centers for Medicare and Medicaid Services,CMS)纳入了临床药理(Clinical Pharmacology)、药品咨询系统(DRUGDEX® System)和美国国家综合癌症网络(National Comprehensive Cancer Network,NCCN)修订的肿瘤药典(NCCN Drugs & Biologics Compendium)作为超说明书用药的权威资料。

其中,DRUGDEX® System是超说明书用药研究与应用参考的重要数据库。Micromedex临床暨循证医药学数据库(Healthcare Series,HCS)是包括约翰斯·霍普金斯医院、杜克医学中心在内的全美15家顶级医院都使用的权威数据库。而DRUGDEX® System为HCS的主要组成部分,是主要针对药品临床使用信息的独立专论,共收录药物专论超过2 300个,涵盖了美国FDA批准药、非美国制剂、在研处方药、非处方药,以药品通用名称为线索编撰。其药品信息包括药物的剂量、药动学、注意事项、相互作用、疗效比较、说明书内外用法以及药物的临床应用等内容。同时,专论药品信息引用了大量的案例、文献来源和药物治疗的比较信息,并经过国际专家评审,网络版每周更新1次,具有很高的参考价值和权威性。上述数据库文献及证据评价结果定期更新,但为确保开展研究或处方审核评价所引用的结果时效性,建议再次通过文献数据库进行补充检索。英文文献检索常用的数据库有PubMed、EMbase;中文文献检索常用数据库有SinoMed、CNKI、维普和万方数据等。必要时还可以检索会议论文集、向药品生产厂家索取未发表的数据及文献等。

(二) 证据分级和推荐强度

对于检索收集的相关文献,由于质量参差不齐,不可能都拿来使用。我们需要借助证据分级标准进行评估。目前证据分级评价标准主要有牛津循证医学中心标准及DRUGDEX®System的证据评价标准。

英国牛津循证医学中心（Oxford Centre for Evidence-Based Medicine）循证证据分级标准已成为循证医学教学和循证临床实践中公认的经典标准,也是循证教科书和循证期刊使用最广泛的标准。其优点是首次在证据分级的基础上提出了分类概念,涉及治疗、预防、病因、危害、预后、诊断、经济学分析等七个方面,更具针对性和适用性,但过于复杂和深奥,初次接触循证医学的医务人员不易理解和掌握。

DRUGDEX®System 证据分级标准将推荐强度分为 4 级（Ⅰ、Ⅱa、Ⅱb、Ⅲ）,证据强度分为 3 级（A~C）（表 4-1）。药师在该数据库中检索到药品标示外使用后,可查阅到相关引用文献的推荐强度和证据强度级别,不需要自行分级即可掌握相关的研究证据,节约了研究时间。因此,对于大部分药师来说,DRUGDEX®System 的证据质量标准更易理解和掌握。该标准在超说明书用药研究领域也得到普遍认可。

表 4-1　DRUGDEX® System 推荐强度和证据强度

分级	定义
推荐强度	
Ⅰ级	推荐;已被现有的研究或治疗证明是有益的,应当实施
Ⅱa级	大多数情况下推荐;现有的研究或治疗一般认为是有益的,在绝大多数情况下适用
Ⅱb级	某些情况下推荐;现有的研究或治疗显示可能是有益的,适用于某些情况
Ⅲ级	不推荐;现有的研究或治疗显示无效,并应避免
证据强度	
A 类	同质随机对照试验（RCT）的系统评价;多中心、完成良好、大样本的 RCT
B 类	结果与程度矛盾的 RCT 的系统评价;小样本或有显著方法学缺陷的 RCT（如偏倚、失访率、分析缺陷等）;非随机研究（如队列研究、病例对照研究、观察性研究）
C 类	专家意见或共识,案例报告或病例系列

二、超说明书用药处方审核循证评价的基本步骤

1. 收集说明书信息资料,包括国内外的药品说明书,尤其是原研国、欧美

日等发达国家和地区的说明书。查阅同一药品我国与国外说明书中标注的，适应证、用法用量、适用人群的不同之处。

2. 收集相关临床用药诊疗规范与研究材料。包括收集相关疾病最新指南、共识中的药物治疗方案，检索国内外文献研究结果，知晓该超说明书用药的有效性、安全性，了解其用药作用机制。

3. 对文献进行真实性、严谨性、质量等级评价，包括实验设计是否合理，方法是否严谨，实验数据是否有可疑之处，差异是否有统计学意义，实验结果与同行过往研究比较是否可靠等。

4. 按照上述文献质量评价方法选择出质量较高的证据材料。

5. 根据收集整理获得的证据材料对超说明书用药进行风险与获益评估，作出安全性、合理性评价，得出该超说明书用药是否适宜的结论。

三、超说明书用药处方审核要点

根据超说明书用药的概念，超说明书用药处方审核主要对超适应证用药、超给药剂量用药、超给药途径用药、超适应人群用药四种类型超说明书用药情况进行分析。

（一）超适应证用药

在超说明书用药四种类型中，超适应证用药最为常见。适应证即某种药物用于预防、治疗、诊断、缓解或者辅助治疗某种疾病（状态）或者症状的范围，是药物的最基本属性。

超适应证用药即处方用药治疗的疾病超出药品说明书适应证范围。处方审核时通常首先看处方的诊断一项与药品说明书的适应证是否相符，但在实际工作中，处方诊断不全尤为常见。另外，仅凭门诊处方通常无法获得患者的检查检验结果、临床症状等信息。因此，对该处方容易误判为不适宜用药或超说明书用药。这时需要查阅医嘱系统的病历书写、临床检验检查结果或向临床医师问询患者实际情况进行确认。

（二）超剂量用药

药品说明书的"用法用量"一项列出了药物的用药方法、用药剂量、用药频次，有时会根据疾病类型列出用药疗程。对于儿童、老年人或肝肾功能不全的患者，有时还会特别列出计量方法，但也有不少药品说明书仅仅简单注明参照医嘱用药。

药物的剂量指用药量。剂量不同，药物的效应即机体对药物的反应程度也不一样。剂量过小，难以发挥药物效应。剂量过大，则容易发生药品不良反应甚至毒性反应。因为药品说明书的剂量是经过严格的临床试验验证，得出的适宜用量结论，因此处方用药应遵守药品说明书规定。

超剂量用药指处方的用法用量超出药品说明书适应证相应的给药剂量,包括单次剂量、日剂量、给药频次,有时还包括相应的给药疗程。超说明书用药中,有时是同时超适应证与给药剂量,这时应首先确定超适应证用药的循证依据是否充分,然后进一步查阅相关指南或文献中提及的用法用量。

（三）超给药途径用药

临床常用的给药途径包括口服、注射、局部外用等。注射给药方法又主要有肌内注射、静脉滴注、静脉注射、皮下注射、鞘内注射等数种,局部用药有涂、擦、湿敷、撒粉、清洗、含漱、喷雾等。

不同的给药途径因为药物的吸收方式、分布与代谢速率不一样,故药物效应也不一样,甚至药物的治疗作用也发生质的改变。例如硫酸镁,肌内注射可产生中枢抑制,而口服则导泻。

在临床实践中,医师有时会根据不同的疾病或病情的轻重缓急,结合药物的特点改变了药品说明书中规定的给药途径。这些超给药途径用药可能也是基于一定的临床用药经验或文献依据而作出的决策。但审方药师对于超给药途径用药的考量,不仅需要从药理作用机制上分析是否能解决疾病治疗问题,还要考虑该药物剂型的特点能否在作用部位充分吸收从而起到良好药效,这是在处方审核时药师要比临床医师多关注的地方。

（四）超适应人群用药

超适应人群用药即超出了药品说明书规定的用药人群范围。应考虑的适应人群因素包括:性别,看是否为男性或女性专属用药;孕妇、哺乳期妇女用药,应关注药物对妊娠、分娩及哺乳期母婴的影响;儿童用药,应关注儿童由于生长发育特点的不同,从而发生该药与成人在药理、毒理或药代动力学方面的差异;老年人用药,关注由于老年人各种机体功能衰退而产生的各种用药特殊需求。

由于这类人群在身体构造、生理特点的特殊性,无充分循证依据的超适应人群用药更易产生不良后果,因此在处方审核时对此类超说明书用药更需要提高警惕,及时与医师沟通是否确需超适应人群用药,并向患者做好用药交代。

第四节　常见处方审核案例详解

一、超适应证用药

案例 1
【处方描述】

性别：女　　　　　　年龄：8 个月　　　体重：10kg
临床诊断：婴幼儿血管瘤。
处方内容：
盐酸普萘洛尔片　　　　　5mg　　　t.i.d.　　p.o.

【处方问题】超适应证用药。

【机制分析】普萘洛尔片用于治疗高血压、劳力性心绞痛。控制室上性快速心律失常、室性心律失常，特别是与儿茶酚胺有关或洋地黄引起心律失常。降低肥厚型心肌病流出道压差，减轻心绞痛、心悸与昏厥等症状，作为二级预防，降低心肌梗死的死亡率。此处方用于治疗婴幼儿血管瘤，属于超适应证用药。

其机制应为多因素共同作用的结果，主要包括：可以拮抗 β 肾上腺素受体，拮抗交感神经兴奋和儿茶酚胺作用，降低心脏的收缩力与收缩速度，同时抑制血管平滑肌收缩，竞争性拮抗异丙肾上腺素和去甲肾上腺素的作用，降低血浆肾素活性；具有明显的抗血小板聚集作用；下调血管瘤增殖因子碱性成纤维细胞生长因子和血管内皮生长因子，同时加速毛细血管内皮凋亡；选择性抑制基质金属蛋白酶-9 在血管内皮细胞的表达，影响血管形成。

【证据查询】

（1）国外说明书查询结果：美国食品药品管理局（FDA）、欧洲药品管理局（EMA）已批准普萘洛尔用于治疗婴幼儿血管瘤。

（2）循证医学数据库 Micromedex 中：普萘洛尔用于治疗小于 1 岁婴幼儿血管瘤有效性等级为 Class Ⅱa，推荐等级为 Class Ⅱa，证据强度为 Category A。

（3）临床指南与专家共识审核结果：2018 年 5 月，英国儿科皮肤病学会（BSPD）发布了口服普萘洛尔治疗小儿血管瘤的共识指南，针对口服普萘洛尔治疗小儿血管瘤的适应证、禁忌证，围治疗期调查，治疗开始和目标剂量，不良反应监测,普萘洛尔在 PHACES 综合征(神经皮肤疾病)中的营养以及停药等共提出 47 条推荐意见。

2013 年,美国儿科协会关于普萘洛尔治疗婴幼儿血管瘤的专家共识、我国《口服普萘洛尔治疗婴幼儿血管瘤中国专家共识(2022 版)》推荐口服普萘洛尔主要用于需要全身治疗的增殖期婴儿血管瘤的治疗,用量上因患儿对药物耐受程度不同,可采取在起始剂量基础上逐渐加量的方法。

【安全性审核】盐酸普萘洛尔片说明书显示,应用该片可出现眩晕、神志模糊(尤见于老年人)、精神抑郁、反应迟钝等中枢神经系统不良反应。

普萘洛尔治疗婴幼儿血管瘤在临床研究中未见严重不良反应的报道。

【审核结果】综上,普萘洛尔口服用于婴幼儿血管瘤的治疗依据较为充分,建议提醒临床做好在本医疗机构的超说明书用药备案,使用前向患者做好知情同意。

与此同时,配发药品时,应向患者做好用药交代,考虑患者为婴幼儿,建议对药品进行研磨后用适量温水冲服。2021 年 6 月,我国国家药品监督管理局(NMPA)已批准普萘洛尔口服溶液上市用于治疗需予全身疗法的增殖期婴儿血管瘤患者,提高了婴幼儿服药剂量的准确度和服药的依从性,条件允许情况下建议尽量使用儿童剂型。

案例 2

【处方描述】

性别:男　　　　　　　　年龄:56 岁
临床诊断:化疗相关呕吐。
处方内容:
奥氮平片　　　　　　　5mg　　　b.i.d.　　p.o.

【处方问题】超适应证用药。

【机制分析】奥氮平用于治疗精神分裂症。初始治疗有效的患者,奥氮平在维持治疗期间能够保持其临床效果。奥氮平用于治疗中、重度躁狂发作。对奥氮平治疗有效的躁狂发作患者,奥氮平可用于预防双相情感障碍的复发。此处方用于治疗化疗相关呕吐,属于超适应证用药。

奥氮平受体药理学研究显示,奥氮平与 5-HT$_{2A}$ 受体、5-HT$_{2C}$ 受体、5-HT$_3$ 受体,多巴胺($D_1 \sim D_5$)受体、毒蕈碱($M_1 \sim M_5$ 受体)、肾上腺素 α_1 受体和组胺 H_1 受体有一定结合力,从而发挥拮抗作用,与止呕作用机制重叠,能够通过阻断患者大脑中枢神经系统内多种神经递质的释放而发挥止吐作用。为其用于化疗所致恶心和呕吐(CINV)治疗提供依据。

【证据查询】

(1)国外说明书查询结果:美国食品药品管理局(FDA)已批准奥氮平用于治疗化疗相关呕吐。

(2)循证医学数据库查询结果:循证医学数据库 Micromedex 中,奥氮平用于治疗化疗相关呕吐有效性等级为 Class Ⅱa,推荐等级为 Class Ⅱb,证据强度为 Category B。

(3)临床指南与专家共识审核结果:中国抗癌协会肿瘤临床化疗专业委员会和中国抗癌协会肿瘤支持治疗专业委员会所著的《肿瘤药物治疗相关恶心呕吐防治中国专家共识(2022 年版)》推荐采用 5-HT$_3$ 受体拮抗剂联合地塞米松的标准二联方案,对于有焦虑或抑郁倾向的患者,可考虑在此方案基础上加用奥氮平。

《化疗所致恶心呕吐全程管理上海专家共识(2018 年版)》对高致吐性化疗(HEC)方案引起恶心呕吐的预防,推荐增加奥氮平联合地塞米松和 5-HT$_3$ 受体拮抗剂三联治疗的选项;同时也推荐在经典三联方案基础上,再添加奥氮平预防急性 CINV,之后用地塞米松联合奥氮平预防延迟性 CINV。

2016 年癌症支持疗法多国学会/联合欧洲肿瘤内科学会(MASCC/ESMO)共识把奥氮平纳入防治暴发性呕吐的药物选项。

【安全性审核】奥氮平片说明书提及其患者有体重增加、血糖升高的报道,空腹总胆固醇、LDL 胆固醇和甘油三酯浓度均值增加更大。突然停用时,可能出现诸如出汗、失眠、震颤、焦虑、恶心或呕吐等(<0.01%)急性症状,故停用奥氮平时建议逐渐减量。

【审核结果】综上,奥氮平用于化疗相关性呕吐的治疗依据较为充分,建议提醒临床做好在本医疗机构的超说明书用药备案,使用前向患者做好知情同意。

案例3
【处方描述】

性别:女　　　　　　　　年龄:66 岁
临床诊断:急性心力衰竭。
处方内容:
地塞米松注射液 10mg + 0.9% 氯化钠注射液 250ml　st.　i.v.gtt.

【处方问题】超适应证用药。

【机制分析】地塞米松主要用于过敏性疾病与自身免疫性炎症性疾病,如严重的支气管哮喘、皮炎等过敏性疾病,急性白血病、恶性淋巴瘤等。此处方用于治疗急性心力衰竭,属于超适应证用药。

地塞米松是肾上腺皮质激素类药物,其具有显著改善毛细血管通透性,减轻炎症介质释放的效果,进而改善肺部病变,配合常规抗感染治疗。急性心力衰竭是一种综合征,首先要对因治疗,对于因肺部感染或严重炎症引起心衰在已经抗感染情况下可考虑加用地塞米松辅助治疗。

【证据查询】

(1)国外说明书查询结果:美国 FDA 未批准地塞米松用于急性心力衰竭的治疗。

(2)循证医学资料查证结果:暂无 Micromedex 推荐内容。

(3)临床指南与专家共识查证结果:中华医学会《临床诊疗指南·心血管分册》,急性心力衰竭一般药物治疗:地塞米松 5~10mg,静脉注射。

欧洲心脏病协会《急慢性心力衰竭诊断治疗指南》未推荐使用地塞米松。

《中国医师药师临床用药指南》:心力衰竭患者长期用药可造成体液潴留和高血压,故需慎用。

《中国心力衰竭诊断和治疗指南 2018》:短期应用糖皮质激素适用于严重心律失常、心脏扩大伴急性心衰患者。

2017 年美国心脏病学会基金会(ACCF)/美国心脏协会(AHA)美国心力衰竭管理指南未作推荐。

【安全性审核】地塞米松最常见的副作用是精神症状,在使用过程当中也容易并发感染。长期使用的患者容易出现库欣综合征,表现为满月脸、多血质外貌、向心性肥胖、痤疮、紫纹、高血压、继发性糖尿病和骨质疏松等。心血管系统并发症长期应用糖皮质激素,可导致钠、水潴留和血脂升高,可诱发高血压和动脉粥样硬化。

【审核结果】综上,地塞米松用于急性心力衰竭的治疗循证医学证据不充分,且糖皮质激素具有众多用药不良反应,处方不合理。另外,仅凭本处方难以判断患者的疾病状况是否存在其他使用本药的必要性,建议药师进一步联系处方医师进行沟通。

案例 4

【处方描述】

性别:女　　　　　　年龄:21 岁

临床诊断:皮肌炎 / 多发性肌炎。

处方内容:

| 甲氨蝶呤片 | 15mg | q.w. | p.o. |

【处方问题】超适应证用药。

【机制分析】甲氨蝶呤已批准的适应证为:各型急性白血病,特别是急性淋巴细胞白血病、恶性淋巴瘤、非霍奇金淋巴瘤和蕈样肉芽肿、多发性骨髓病;头颈部癌、肺癌、各种软组织肉瘤、银屑病;乳腺癌、卵巢癌、宫颈癌、侵蚀性葡萄胎、绒毛膜上皮癌、睾丸癌。此方用于治疗皮肌炎 / 多发性肌炎,属于超适应证用药。

甲氨蝶呤是一种叶酸类似物,具有抗炎和免疫抑制作用,抑制胸苷酸和嘌呤核苷酸合成,从而阻碍 DNA 的合成,而发挥细胞毒作用。小剂量甲氨蝶呤可消除肌肉炎症,对皮肤症状有明显的缓解作用。

【证据查询】

(1)国外说明书查询结果:美国 FDA 未批准甲氨蝶呤用于皮肌炎 / 多发性肌炎。

(2)循证医学资料查证结果:循证医学数据库 Micromedex 中,甲氨蝶呤用于皮肌炎 / 多发性肌炎有效性等级 Class Ⅱa,推荐等级 Class Ⅱb,证据强度 Category B。

(3)临床指南与专家共识查证结果:《成人皮肌炎诊疗中国专家共识(2022年)》指出:皮肌炎多数患者需使用免疫抑制剂。当皮肌炎病情危重,如出现重症肌炎、吞咽困难、RP-ILD 时,可将激素联用免疫抑制剂作为初始治疗。针对肌肉受累,皮肌炎患者中最常选用的免疫抑制剂为甲氨蝶呤(MTX)和硫唑嘌呤(AZA),前者起效更快。MTX 的初始剂量为 5~7.5mg/ 周,每周增加 2.5~5mg,目标剂量为 10~20mg/ 周。

《皮肌炎 / 多发性肌炎临床路径(2019 年版)》:治疗方案的选择包括免疫抑制剂,免疫抑制剂可选用环磷酰胺、甲氨蝶呤、环孢素等,用药时间视病情而定。

【安全性审核】甲氨蝶呤常见不良反应有胃肠道反应、口腔黏膜糜烂、肝功能损害、骨髓抑制,偶见肺炎和肺纤维化。甲氨蝶呤用药期间应适当补充叶酸,定期检查血常规和肝肾功能。

【审核结果】综上,甲氨蝶呤用于皮肌炎/多发性肌炎处方依据较为充分,建议提醒临床做好在本医疗机构的超说明书用药备案,使用前向患者做好知情同意。

二、超剂量用药

案例5

【处方描述】

性别:女　　　　　　　　　　年龄:32 岁

临床诊断:急性上消化道出血。

处方内容:

艾司奥美拉唑注射剂 80mg 静脉推注,后 8mg/h 静脉泵入持续 72 小时

【处方问题】超剂量用药。

【机制分析】查看艾司奥美拉唑国内说明书,对于不能口服的 Forrest 分级 ⅡC- Ⅲ的急性胃或十二指肠溃疡出血患者,推荐静脉滴注本品40mg,每 12 小时一次。预防重症患者应激性溃疡出血时,则推荐静滴本品40mg,每 12 小时一次。此处方艾司奥美拉唑剂量为 80mg,属于超剂量用药。

艾司奥美拉唑为弱碱性药物,在壁细胞泌酸微管的高酸环境中浓集并转化为活性形式,从而抑制该部位的 H^+/K^+-ATP(质子泵),对基础胃酸分泌和刺激的胃酸分泌均产生抑制。

【证据查询】

(1)国外说明书查询结果:FDA 未批准艾司奥美拉唑注射剂高剂量用于急性上消化道出血的治疗。

(2)循证医学资料查证结果:暂无 Micromedex 推荐内容。

(3)临床指南与专家共识查证结果:中国医师协会急诊医师分会《急性上消化道出血急诊诊治流程专家共识》(2021 年)指出,急性非静脉曲张性上消化道出血在内镜干预前后应考虑使用 PPI。对于有高风险的消化性溃疡(活动性出血、可见血管、黏附凝块)患者,在内镜治疗成功后接受高剂量 PPI 72 小时(首剂 80mg 静脉注射,然后 8mg/h 连续输注 72 小时),可以减少再出血率和病死率。

2021 年 5 月美国胃肠病学会发布了《上消化道溃疡出血的管理指南》,对于内镜止血成功后的溃疡出血 UGIB 患者,建议连续或间断给予 3 日高剂量 PPI 治疗(中高质量证据,强推荐)。内镜止血治疗后持续或间断给予高剂量

PPI 治疗(持续时间 ≥ 3 日,剂量 ≥ 80mg/d),可有效抑制胃酸分泌,进而降低患者的再出血和死亡风险。

【安全性审核】临床试验研究显示,艾司奥美拉唑在临床应用过程中,总不良反应发生率为 4%~11%。常见的不良反应有头痛、呕吐、恶心和腹泻等,也会出现肝功能损害,但较为少见。艾司奥美拉唑是一种安全性较高的质子泵抑制剂。

【审核结果】综上,艾司奥美拉唑注射剂高剂量用于急性上消化道出血的治疗处方依据较为充分,但鉴于门诊处方无法获知患者内镜止血治疗信息,建议进一步提醒临床根据相关指南规范做好治疗处理,并在本医疗机构进行超说明书用药备案,使用前向患者做好知情同意。

案例6

【处方描述】

性别:女　　　　　　　　年龄:45 岁
临床诊断:难治性精神分裂症。
处方内容:
氯氮平片　　　　900mg　　　q.d.　　　p.o.

【处方问题】超剂量用药。

【机制分析】氯氮平的口服从小剂量开始,首次剂量为一次 25mg,一日 2~3 次,逐渐缓慢增加至常用治疗量一日 200~400mg,维持量为一日 100~200mg,高量可达一日 600mg。此处方最大日剂量为 900mg,属于超剂量用药。

氯氮平是较强的 5-HT$_2$ 受体拮抗剂,故有较强的抗精神病作用而锥体外系不良反应(EPS)较少见,也不引起僵直反应。本药能直接抑制中脑网状结构上行激活系统,有强效镇静催眠作用,用于分裂症。对幻觉、妄想、青春型疗效较好。从症状看,除对兴奋躁动、幻觉、妄想等阳性症状有效外,对阴性症状也有较好效果。

【证据查询】

(1)国外说明书查询结果:FDA 已批准氯氮平用于治疗难治性精神分裂症的最大日剂量为 900mg。

(2)循证医学资料查证结果:循证医学数据库 Micromedex 中,氯氮平治疗难治性精神分裂症最大日剂量 900mg。有效性等级为 Class Ⅱa,推荐等级为 Class Ⅱa,证据强度为 Category B。

(3)临床指南与专家共识查证结果:世界生物精神病学会联合会(WFSBP)

发布的"精神分裂症生物治疗指南第 1 部分:精神分裂症急性期治疗及难治性精神分裂症的管理(2012 年更新)"推荐,氯氮平起始剂量 25mg/d,初发目标剂量 100~250mg/d,复发目标剂量 300~800mg/d,最大剂量为 900mg/d。

【安全性审核】最常见的不良反应(≥5%)有:中枢神经系统反应(镇静、头晕/眩晕、头痛);心血管反应(心动过速、低血压和晕厥);自主神经系统反应(多涎、出汗、口干和视觉障碍);胃肠道反应(便秘、恶心);发烧。在超剂量用药时药品不良反应发生率可能增加。

【审核结果】综上,氯氮平大剂量 900mg/d 用于治疗难治性精神分裂症处方依据较为充分,处方合理。鉴于超说明书剂量用药时药品不良反应发生率可能增加,建议提醒临床做好用药后的安全性监测,并在本医疗机构进行超说明书用药备案,使用前向患者做好知情同意。

案例 7

【处方描述】

> 性别:男　　　　　　　年龄:29 岁
> 临床诊断:念珠菌病。
> 处方内容:
> 氟康唑注射液 800mg 首日静脉滴注,400mg/d 维持静脉滴注

【处方问题】超剂量用药。

【机制分析】国产氟康唑注射液说明书用于念珠菌血症、播散性念珠菌病和其他侵入性念珠菌感染时,常用剂量为第 1 天 400mg,随后每日 200mg。根据临床疗效,每日剂量可增加到 400mg。但某进口合资厂家的氟康唑氯化钠注射液说明书指出,用于侵袭性念珠菌时,负荷剂量第一天 800mg,后续剂量 400mg,每天一次。

氟康唑的作用机制主要为高度选择性干扰真菌的细胞色素 P450 的活性,从而抑制真菌细胞膜上麦角固醇的生物合成。

【证据查询】

(1)国外说明书查询结果:美国 FDA 已批准氟康唑注射液用于念珠菌病治疗时的 800mg 负荷用量。

(2)循证医学资料查证结果:循证医学数据库 Micromedex 中,氟康唑注射液用于治疗念珠菌病较为有效,推荐等级 Class Ⅱa,证据强度 Category B。

(3)临床指南与专家共识查证结果:美国感染病学会 2016 年版《念珠菌病处理临床实践指南》:非粒细胞缺乏患者念珠菌血症的治疗中,对于非

危重患者和氟康唑敏感念珠菌感染患者推荐静脉滴注氟康唑首日 800mg（12mg/kg），继以每日 400mg（6mg/kg）可作为棘白菌素类的备选方案（强推荐；证据级别高）。粒细胞缺乏患者念珠菌血症的治疗和 ICU 侵袭性念珠菌感染的预防推荐氟康唑首剂量 800mg（12mg/kg），继以每日 400mg（6mg/kg）进行治疗。

【安全性审核】氟康唑的不良反应发生率为 10%~16%，最常见的是消化道反应，表现为恶心、呕吐、腹痛或腹泻等。其次是过敏反应，表现为皮疹，偶可发生严重的剥脱性皮炎、渗出性多形红斑。偶可出现肝毒性症状。

【审核结果】综上，氟康唑注射液 800mg 首日静脉滴注，400mg/d 维持静脉滴注用于念珠菌病的治疗依据较为明确，处方合理。与此同时，不同厂家药品说明书用法用量可能存在不同，审核处方时需要注意所用药物的生产厂家是否符合用法要求。另外，由于门诊处方难以获知患者状况，药师审核时可进一步联系医师或查阅病历了解情况。鉴于超说明书剂量用药时药品不良反应发生率可能增加，建议提醒临床做好用药后的安全性监测，并在本医疗机构进行超说明书用药备案，使用前向患者做好知情同意。

案例 8
【处方描述】

性别：女　　　　　年龄：27 岁　　　　体表面积（BSA）1.5m^2

临床诊断：慢性淋巴细胞白血病。

处方内容：（第 1 疗程）

注射用环磷酰胺　375mg+0.9% 氯化钠注射液　100ml　q.28d. i.v.gtt.

利妥昔单抗注射液　100mg+0.9% 氯化钠注射液　100ml　q.28d. i.v.gtt.

（初始滴速 50mg/h；30 分钟后增至 100mg/h）

利妥昔单抗注射液　462.5mg+0.9% 氯化钠注射液　500ml　q.28d. i.v.gtt.

（观察前 100mg 输液过敏情况后再使用）

【处方问题】利妥昔单抗超剂量用药。

【证据查询】

（1）按说明书，利妥昔单抗和环磷酰胺（FC）化疗合用时，每 28 天一个周期，共治疗 6 个疗程。建议第 1 疗程给与 FC 化疗前 1 日给药，推荐剂量为

375mg/m² BSA；后续疗程每次 375mg/m² BSA，与 FC 化疗第 1 天给药，化疗药物应在利妥昔单抗后给予。本处方为第 1 疗程用药，利妥昔单抗注射液用药总量为 600mg，按说明书推荐剂量为 375mg/m² BSA，患者 BSA 为 1.5m²，用量应为 462mg，超剂量用药。

另外，处方中未具体注明利妥昔单抗应在环磷酰胺使用前一日用药。

（2）临床指南与专家共识查证结果：《中国慢性淋巴细胞白血病 / 小淋巴细胞淋巴瘤的诊断与治疗指南（2022 年版）》中指出，对于无 del（17p）/TP53 基因突变 CLL 身体状态良好（包括体力活动尚可、肌酐清除率 ≥70ml/min 及 CIRS 评分 ≤6 分）的患者，优先推荐：伊布替尼、泽布替尼、氟达拉滨 + 环磷酰胺 + 利妥昔单抗（用于 IGHV 有突变且年龄 <60 岁的患者）。

【安全性审核】环磷酰胺最常见不良反应是骨髓抑制、脱发、消化道反应、口腔炎、膀胱炎等。一般剂量对血小板影响不大，也很少引起贫血。此外，环磷酰胺可杀伤精子，但为可逆性。超高剂量时（剂量 >120mg/kg）可引起心肌损伤及肾毒性。

【审核结果】综上，利妥昔单抗联合环磷酰胺用于慢性淋巴细胞白血病为说明书内用药，但应严格参照说明书剂量使用，同时药师需提醒临床医师或护士在不同使用疗程中的使用顺序。

三、超给药途径用药

案例 9
【处方描述】

性别：女　　　　　　　　　年龄：35 岁
临床诊断：艰难梭菌相关性腹泻。
处方内容：
万古霉素粉针剂　　　125mg　　　q.6h.　　　维持 10 天　　　p.o.

【处方问题】合理用药。万古霉素注射剂于 2011 年获国家药监局批准本品口服用于艰难梭状芽孢杆菌引起的抗生素相关假膜性结肠炎及葡萄球菌小肠结肠炎。常用的成人剂量每日 500mg~2g，分 3~4 次口服，治疗 7~10 天。

【机制分析】万古霉素能够抑制细菌细胞壁的合成，具有杀菌作用，另外还可以改变细菌细胞膜的通透性，阻碍细菌 RNA 的合成。

【证据查询】

（1）国外说明书查询结果：美国食品药品管理局（FDA）已批准万古霉素粉

针剂口服用于治疗艰难梭菌相关性腹泻。

（2）循证医学数据库查询结果：循证医学数据库 Micromedex 中，万古霉素粉针剂口服用于治疗艰难梭菌相关性腹泻有效性等级为 Class Ⅰ，推荐等级为 Class Ⅱa，证据强度为 Category B。

（3）临床指南与专家共识审核结果：2018 年加拿大医学微生物与感染病协会《艰难梭菌感染的治疗》和美国感染病学会和美国医疗保健流行病学学会《成人和儿童艰难梭菌感染临床实践指南》（2017 年更新版）中推荐万古霉素在治疗初次发作的重症艰难梭菌感染时可口服给药，125mg/ 次，每日 4 次，疗程 10~14 日。

【安全性审核】 万古霉素不良反应在大剂量和长时间应用时尤易发生耳毒性和肾毒性：主要损害肾小管，严重者可致肾衰竭。少数患者用药可出现皮肤瘙痒、药物热等过敏反应症状，偶见过敏性休克。口服给药可引起恶心、呕吐等胃肠道症状。

【审核结果】综上，万古霉素粉针剂口服用于艰难梭菌相关性腹泻的治疗处方合理。同时建议提醒临床做好用药后的安全性监测，并在本医疗机构进行超说明书用药备案，使用前向患者做好知情同意。

案例 10

【处方描述】

性别：男　　　　　　　年龄：38 岁
临床诊断：溃疡出血。
处方内容：
去甲肾上腺素注射液 8mg+0.9% 氯化钠注射液　50ml　st.　p.o.

【处方问题】超给药途径用药。

【机制分析】去甲肾上腺素注射液用 5% 葡萄糖注射液或葡萄糖氯化钠注射液稀释后静脉滴注。此处方为口服，属于超给药途径用药。

去甲肾上腺素和生理盐水，在常温下低于胃内温度，口服后使胃内温度降低，促使血管收缩而止血，去甲肾上腺素是局部血管收缩剂，直接作用于出血部位，可促使小血管收缩而止血，而且其安全性高、经济、易操作。

【证据查询】

（1）国外说明书查询结果：美国 FDA 未批准口服小剂量去甲肾上腺素治疗溃疡出血。

（2）循证医学资料查证结果：循证医学数据库 Micromedex 中，去甲肾上腺素小剂量口服治疗溃疡出血有效性等级 Class Ⅱa,推荐等级 Class Ⅱb,证据强度 Category B。

（3）临床指南与专家共识查证结果：《实用内科学》（第 16 版）中指出,消化道溃疡出血可采用血管收缩剂去甲肾上腺素 8mg+ 生理盐水 50ml,口服止血。

中华医学会消化内镜学分会《结直肠学组下消化道出血诊治指南(2020)》指出对于结直肠出血的药物治疗,临床上常用的止血药物有生长抑素、垂体后叶素、蝰蛇蛇毒血凝酶(巴曲亭)、去甲肾上腺素等,但目前尚缺乏科学的临床研究评价药物止血的疗效。

《2021 ACG 临床指南：上消化道溃疡出血》中的推荐意见中指出,肾上腺素注射不能单独用于溃疡引起的 UGIB 患者,而应与另一种止血方式联合使用(强烈推荐,极低到中等质量的证据)。

中国医师协会急诊医师分会 2021 年颁发《急性上消化道出血急诊诊治流程专家共识》未提及去甲肾上腺素或肾上腺素的止血用法。

【安全性审核】去甲肾上腺素不良反应发生率较低。但用量过大或时间过长,均可引起血管剧烈收缩,特别是肾血管剧烈收缩,可致肾脏损伤,出现少尿、尿闭和急性肾衰竭,甚至导致不可逆性休克,应予高度注意。

【审核结果】综上,8mg 去甲肾上腺素 + 生理盐水 50ml 口服治疗溃疡出血处方有一定实践经验依据,但仍有待高质量循证医学证据的进一步验证,建议谨慎使用。

案例 11

【处方描述】

性别：女　　　　　　　　年龄：31 岁
临床诊断：预防产后出血。
处方内容：
卡前列甲酯栓　　　　　　1mg　　　st.　　　直肠给药

【处方问题】超给药途径用药。

【机制分析】卡前列甲酯栓用于预防和治疗宫缩弛缓所引起的产后出血。于胎儿娩出后,立即戴无菌手套将卡前列甲酯栓 2 枚(1mg)放入阴道,贴附于阴道前壁下 1/3 处,约 2 分钟。此处方为直肠给药,属于超给药途径用药。

卡前列甲酯栓是前列腺素 F_{2a}（PGF_{2a}）的衍生物,主要的靶器官是子宫,对妊娠各个时期的子宫均具有收缩作用,尤以妊娠晚期的子宫最为敏感,具有较强缩宫作用,具有预防产后出血的效果。

【证据查询】

(1)国外说明书查询结果:美国 FDA 未批准卡前列甲酯栓直肠给药用于产后出血的预防和治疗。

(2)循证医学资料查证结果:暂无 Micromedex 推荐内容。

(3)临床指南与专家共识查证结果:中华医学会妇产科学分会产科学组在《产后出血预防与处理指南(2023)》中提到卡前列甲酯栓作为宫缩剂可经直肠或阴道给药用于预防产后出血,但同时指出尚缺乏高质量的循证医学证据。

《卡前列甲酯临床应用专家共识(2020 年版)》推荐卡前列甲酯可经直肠给药,尤其适合阴道出血量大时,具体方法是将 1mg 卡前列甲酯栓经肛门置于直肠内 3~4cm 处,缓慢退出手指,避免将药栓带出。

【审核结果】综上,卡前列甲酯栓超途径直肠给药用于产后出血的预防和治疗处方基本合理,建议密切监测疗效及安全性,并提交医疗机构药事管理与药物治疗学委员会进行超说明书用药审批。

四、超适应人群用药

案例 12
【处方描述】

性别:男　　　　　　　年龄:65 岁
临床诊断:骨质疏松。
处方内容:
唑来膦酸注射液 5mg+100ml 0.9% 氯化钠注射液　st.　i.v.

【处方问题】合理用药,未超适应证人群。唑来膦酸注射液原仅限用于治疗绝经后妇女的骨质疏松症,2021 年已获国家药监局批准用于治疗男性骨质疏松以增加骨量。

【机制分析】唑来膦酸属于三代双膦酸盐类药物,可抑制破骨细胞活性,具有强大的抗骨吸收能力,能有效减轻患者肢体疼痛、降低骨折风险和改善生活质量。

【证据查询】

(1)国外说明书查询结果:美国 FDA 已批准唑来膦酸注射液用于治疗男

性骨质疏松。

(2)循证医学数据库查询结果:循证医学数据库 Micromedex 中,唑来膦酸注射液用于治疗男性骨质疏松有效性等级为 Class Ⅱa,推荐等级为 Class Ⅱb,证据强度为 Category B。

(3)临床指南与专家共识审核结果:《中国老年骨质疏松诊疗指南(2018)》指出,针对男性骨质疏松患者,唑来膦酸可能是增加腰椎骨密度的首选用药,可使骨折率发生率低。

2017 年巴西风湿病协会(Brazilian Society of Rheumatology,BSR)《男性骨质疏诊疗指南》指出:双膦酸盐类药物用于男性骨质疏松的治疗,能够显著升高骨密度,降低脆性骨折风险。

【安全性审核】唑来膦酸注射液其主要不良反应包括发热、头痛、肌痛等流感样症状和恶心呕吐等上消化道症状,经对症治疗后相关症状逐渐减轻并消失。

【审核结果】综上所述,审核意见为:唑来膦酸注射液对男性骨质疏松的治疗能显著地降低骨质疏松骨折发生率且不良反应较轻,安全有效,处方合理。

案例 13
【处方描述】

性别:男　　　　　　　年龄:5 岁
临床诊断:心肌炎。
处方内容:磷酸肌酸钠注射液　　0.5~1g　　一日 1~2 次　　i.v.gtt.

【处方问题】超适应人群用药。

【机制分析】磷酸肌酸钠主要用于心脏手术,加入心脏停搏液中保护心肌,缺血状态下的心肌代谢异常。本药未进行儿童用药试验。此处方用于治疗儿童心肌炎,属于超适应人群用药。

磷酸肌酸钠是一种能够保护心肌的药物。它的主要作用机制是可以稳定细胞膜,同时可以抑制血小板的聚集,改善心肌缺血部位的微循环,从而起到营养心肌的作用。

【证据查询】

(1)国外说明书查询结果:美国 FDA 未批准磷酸肌酸钠用于保护儿童心肌。

(2)循证医学资料查证结果:暂无 Micromedex 推荐内容。

(3)临床指南与专家共识查证结果:《中国国家处方集(化学药品与生物制品卷·儿童版)》中指出,磷酸肌酸钠可以用于儿童心脏手术时加入心脏停搏液中保护心肌或缺血状态下的心肌代谢异常;给药剂量为:一次 0.5~1g,一日 1~2 次,在 30~45 分钟内静脉滴注,心脏停搏液中浓度为 10mmol/L。

【安全性审核】我国批准的磷酸肌酸钠注射液药品说明书中,提示应严格把握儿童用药适应证、上市后监测到新生儿、早产儿低钙血症的不良反应病例报告,用药期间注意监测血钙、血磷、肾功能等指标。对本品组分过敏者禁用,慢性肾功能不全者患者禁止大剂量(5~10g/d)使用本品。

【审核结果】综上,磷酸肌酸钠用于保护儿童心肌缺乏充分的循证医学证据支持,仍有待更多的临床研究予以验证,建议提醒医生谨慎使用。如确需使用的,应与患者或其监护人签署知情同意书,并在使用后进行密切的安全性监护。

案例 14

【处方描述】

性别:女　　　　年龄:13 岁　　　　体重:51kg
临床诊断:高血压。
处方内容:福辛普利片　　　10mg　　　q.d.　　　p.o.

【处方问题】超适应人群用药。

【机制分析】福辛普利片适用于治疗高血压和心力衰竭。国内说明书显示在治疗儿童高血压的安全性和疗效尚未建立。此方用于儿童,属于超适应人群用药。

福辛普利是一种含磷的血管紧张素转换酶抑制剂,可使血管阻力降低,醛固酮分泌减少,血浆肾素增高,扩张动脉、静脉,降低周围血管阻力(后负荷)和肺毛细血管楔压(前负荷),改善心排血量。

【证据查询】

(1)国外说明书查询结果:美国 FDA 已批准福辛普利用于治疗年龄 6~16 岁体重超 50kg 的高血压患者。

(2)循证医学资料查证结果:循证医学数据库 Micromedex 中,福辛普利用于年龄 6~16 岁体重超 50kg 的高血压患者的治疗,有效性等级 Class Ⅰ,推荐等级 Class Ⅱa,证据强度 Category B。

(3)临床指南与专家共识查证结果:美国儿科学会临床指南《儿童青少年高血压筛查和管理》(2017 年)指出,儿童青少年高血压的首选药物包括:

血管紧张素转化酶抑制剂(angiotensin converting enzyme inhibitor,ACEI)、血管紧张素Ⅱ受体阻滞剂(angiotensin Ⅱ receptor blocker,ARB)、钙通道阻滞剂(calcium channel blorker,CCB)或噻嗪类利尿剂。

国家卫生计生委合理用药专家委员会和中国医师协会高血压专业委员会联合《高血压合理用药指南(第2版)》中指出,儿童高血压药物治疗原则一般采用升阶梯疗法,由单药最小剂量开始,逐渐增大剂量直至达到满意的血压控制。ACEI/ARB和CCB在标准剂量下较少发生不良反应,通常作为首选的儿童抗高血压药物。福辛普利推荐每日起始剂量:0.1~0.6mg/kg;每日最大剂量:40mg;用法:q.d.。

【安全性审核】我国批准的福辛普利片药品说明书指明,在高血压和心力衰竭的试验中,已对本品在2 100名以上患者中的安全性进行了评价,其中包括400例接受治疗一年及一年以上的患者。通常接受本品治疗后的不良事件均为轻微和短暂。

【审核结果】福辛普利用于治疗儿童青少年高血压效果良好且不良反应轻,安全有效,依据较为充分,建议提醒临床在本医疗机构进行超说明书用药备案,使用前向患者做好知情同意,并开展用药后安全性监测。

处方合理。

案例 15
【处方描述】

性别:男　　　　　　　　年龄:11 岁　　　　40kg
临床诊断:血管栓塞 INR=1.5。
处方内容:华法林钠片　　　8mg　　q.n.(维持剂量)　　p.o.

【处方问题】超适应人群用药。

【机制分析】华法林钠说明书推荐华法林钠口服成人常用量:避免冲击治疗口服,第1~3 天3~4mg(年老体弱及糖尿病患者半量即可),尚未在任何儿科人群中进行华法林钠片的充分良好的对照研究,故在儿科患者中的最佳维持剂量、安全性和有效性尚不明确。此处方用于儿童,属于超适应人群用药。

华法林钠临床主治于血栓栓塞性疾病,本品能够抑制依赖维生素K的凝血因子Ⅱ、Ⅷ、Ⅸ的合成,从而具有抗凝血、抗血栓形成、抗血管栓塞的作用,能够防止血栓的形成及发展,并限制血栓的扩大和延展,促进机体纤溶系统清除已经形成的血栓。

【证据查询】

(1)国外说明书查询结果:美国 FDA 未批准华法林钠片用于儿童。

(2)循证医学资料查证结果:循证医学数据库 Micromedex 中,华法林钠用于儿童的安全性和疗效尚未确定。

(3)临床指南与专家共识查证结果:《中国国家处方集(化学药品与生物制品卷·儿童版)》(CNFc)中指出,本品片剂用于治疗小儿(不包括新生儿)血栓栓塞性疾病,如川崎病心肌梗死后;也可用于治疗血管内或心内血栓。

根据《英国国家儿童处方集》(2016—2017 版)(BNFc)推荐:1 个月至 18 岁:口服,首日 0.2mg/kg,一日 1 次,口服,最大量 10mg;从第 2 日开始改为 0.1mg/kg,一日 1 次,口服,最大量 5mg(但是如果 INR 低于 1.5,可应用 0.2mg/kg,一日 1 次,口服,最大量 10mg;如果 INR 高于 3.0,可下调剂量为 0.05mg/kg,一日 1 次,口服,最大量 2.5mg,如果 INR 高于 3.5,则须停药)。此后根据 INR 调整剂量,一般维持量为 0.1~0.3mg/kg,一日 1 次。

【安全性审核】我国说明书中华法林钠主要不良反应为过量易致各种出血。早期表现有瘀斑、紫癜、牙龈出血、鼻出血、伤口出血经久不愈、月经量过多等。出血可发生在任何部位,特别是泌尿道和消化道。偶见不良反应有恶心、呕吐、腹泻、瘙痒性皮疹、过敏反应及皮肤坏死。大量口服甚至出现双侧乳房坏死、微血管病或溶血性贫血以及大范围皮肤坏疽,一次量过大的尤其危险。

【审核结果】综上,本处方 INR 为 1.5,维持剂量 8mg 剂量合理,华法林钠用于儿童时应监测 INR 值,根据个体调整剂量。建议提醒临床在本医疗机构进行超说明书用药备案,使用前向患者做好知情同意,并开展用药后安全性监测。

(邱凯锋　郑志华　罗慕华)

参考文献

[1] 彭华,郑雪倩,吴杰等.《医师法》视角下超说明书用药临床应用对策.中国医院,2022,26 (10): 73-75.

[2] 丁瑞琳,邵蓉.超说明书用药的法律风险分析及政策完善建议.上海医药,2022,43 (S02): 99-105.

[3] 广东省药学会.医疗机构超药品说明书用药管理专家共识.中国现代应用药学,2017,34 (3): 436-438.

[4] 吴凯珊,伍俊妍,郑志华,等.超说明书用药的处方审核基本要素与方法.医药导报,2020,39 (9): 7.

［5］张薇, 许吉, 邓宏勇. 国际医学证据分级与推荐体系发展及现状. 中国循证医学杂志, 2019, 19 (11): 1373-1378.

［6］BAUMAN N M, MCCARTER R J, GUZZETTA P C, et al. Propranolol vs prednisolone for symptomatic proliferating infantile hemangiomas: a randomized clinical trial. JAMA Otolaryngol Head Neck Surg, 2014, 140 (4): 323-330.

第五章
高警示药品处方审核案例详解

第一节　高警示药品概述

一、高警示药品的定义

高警示药品（high-alert medications）是指一旦使用不当发生用药错误，会对患者造成严重伤害，甚至会危及生命的药品。此类药品的特点是其引起的错误虽不常见，但一旦发生会产生严重后果，造成患者严重伤害甚至死亡。

高警示药品的概念最早由美国安全用药协会（Institute for Safe Medication Practices，ISMP）提出。1995—1996 年，由美国 ISMP 组织、161 个医疗机构参与的关于何种药品在何种情况下会对患者健康造成伤害的研究显示，大多数导致患者死亡或严重伤害的事件是由特定的少数药物引起的。美国 ISMP 由此首次提出高警示药品的概念，将一些如果使用不当会对患者造成严重伤害或导致死亡的药物称为"高警示药品"。

高警示药品在我国曾被称为高危药物、高危药品或高警讯药物。基于遵从英文原文语义、切合管理文化以及方便对患者进行用药教育、避免歧义等多方面考虑，中国药学会医院药学专业委员会于 2015 年将"high-alert medications"定名为高警示药品。

二、高警示药品的遴选原则与目录

（一）高警示药品遴选原则

伴随着新药研发的迅猛发展，上市药品种类日渐增多，使用途径逐步多样化。如何确定高警示药品是专家学者持续高度关注的问题。基于高警示药品的定义，其遴选应符合下列条件之一。

1. 药理作用显著，治疗窗较窄，用药错误易造成严重后果。

2. 药品不良反应发生频率高且严重。

3. 给药方法复杂或特殊途径给药,需要专门监测。

4. 易发生药物相互作用或易与其他药品发生混淆。

5. 其他易发生用药错误或发生用药错误后易导致严重不良后果。

(二) 高警示药品目录

我国高警示药品目录由中国药学会医院药学专业委员会用药安全专家组组织,中国医药教育协会高警示药品管理专业委员会主要成员以专家组成员身份参与,通过医务人员问卷调查、Delphi 专家共识法等,并参考美国 ISMP 高警示药品目录进行制定并定期更新。第一版《中国高警示药品推荐目录(2015版)》在中国药学会网站发布后,被全国各地医疗机构广泛采用。根据各医疗机构提出的反馈意见,并结合我国用药错误报告情况以及进一步的医务人员问卷调查,中国药学会医院药学专业委员会重新修订并发布了《中国高警示药品推荐目录(2019 版)》,并发布于中国药学会网站,详见表 5-1。

表 5-1 中国高警示药品推荐目录(2019 版)

编号	名称
	药品种类
1	茶碱类药物,静脉注射
2	肠外营养制剂
3	化疗药,非肠道和口服
4	抗心律失常药,静脉注射(如胺碘酮、利多卡因)
5	抗血栓药(包括溶栓药、抗凝药、血小板糖蛋白 Ⅱb/ Ⅲa 抑制剂和降纤药)
6	降糖药,口服
7	氯化钠注射液,浓度>0.9%
8	麻醉性镇痛药 / 阿片类药物,注射,经皮及口服(包括液体浓缩物,速释和缓释制剂)
9	麻醉药,吸入或静脉(如丙泊酚,氯胺酮)
10	灭菌注射用水,100ml 或更大体积,供注射、吸入或冲洗用
11	葡萄糖注射液,浓度 ≥20%
12	强心药,静脉注射(如米力农)
13	神经肌肉阻断剂(如琥珀酰胆碱、罗库溴铵、维库溴铵)
14	肾上腺素受体激动药,注射剂(含肾上腺素,皮下注射)
15	肾上腺素受体拮抗药,静脉注射(如乌拉地尔)

续表

编号	名称
16	生殖毒性药品（如阿维 A 胶囊、异维 A 酸片等）
17	胰岛素，皮下或静脉注射
18	硬膜外或鞘内注射药
19	造影剂，静脉注射
20	脂质体药物（如两性霉素 B 脂质体）和传统的同类药物（如两性霉素 B 去氧胆酸盐）
21	中度镇静药，静脉注射（如咪达唑仑）
22	中度镇静药，小儿口服用（如水合氯醛）
单个药品	
1	阿片酊
2	阿托品注射液，规格 ≥ 5mg/ 支
3	高锰酸钾外用制剂
4	加压素，静脉注射或骨髓腔内注射
5	甲氨蝶呤，口服，非肿瘤用途
6	硫酸镁注射液
7	氯化钾注射液，高浓度
8	凝血酶冻干粉
9	三氧化二砷，注射用
10	缩宫素，静脉注射
11	硝普钠，注射用
12	异丙嗪，静脉注射

注：与《高警示药品推荐目录（2015 版）》相比，2019 版目录删除了腹膜和血液透析液、心脏停搏液和依前列醇，加注了阿托品注射液的规格，并将加压素骨内注射的给药途径规范为骨髓腔内注射。

三、高警示药品的分级与分类

（一）高警示药品的分级

基于美国 ISMP 2008 年公布的高警示药品目录以及我国医疗机构实际用药情况，中国药学会医院药学专业委员会用药安全项目组于 2012 年制定了《高危药品分级管理策略及推荐目录》。2023 年，河南中医药大学人民医院、中国医药教育协会药学服务专业委员会提出了《医疗机构高警示药品风险管理规范》的团体标准。此标准对高警示药品定义进行明确,对医疗机构高警示药品的管理要素,目录制定与分级管理,在储存、处方、调剂、使用等环节的风险管理,以及高警示药品不良反应/事件监测管理、培训管理进行了介绍,提出了《医疗机构高警示药品分级管理推荐目录》。该目录根据高警示药品临床使用中可能造成的不良后果的严重程度,将高警示药品被分为 A、B、C 三级。A 级是指一旦发生用药错误可导致患者死亡即风险等级最高,医疗机构必须重点管理和监护;B 级是指一旦发生用药错误,会给患者造成严重伤害,但给患者造成伤害的风险等级较 A 级低;C 级是指一旦发生用药错误,会给患者造成伤害,但给患者造成伤害的风险等级较 B 级低。目录详见表 5-2。

表 5-2　医疗机构高警示药品分级管理推荐目录(2023 版)

警示级别	药物类别	代表药物
A 级	高浓度电解质	10% 氯化钠注射液、10% 或 15% 氯化钾注射液、25% 硫酸镁注射液
	高渗葡萄糖注射液,浓度 ≥20%	50% 葡萄糖注射液
	胰岛素,皮下或静脉用	甘精胰岛素注射液、重组人胰岛素注射液等
	麻醉药,普通、吸入或静脉用	丙泊酚、七氟烷、依托咪酯等
	抗心律失常药,静脉用	胺碘酮、利多卡因等
	≥ 100mL 灭菌注射用水(注射、吸入或冲洗用)	灭菌注射用水
	肾上腺素受体激动药,静脉用	肾上腺素、去甲肾上腺素等
	肾上腺素受体拮抗药,静脉用	普萘洛尔、美托洛尔、艾司洛尔等
	强心药,静脉用	去乙酰毛花苷、米力农等
	抗栓药,非肠道用	低分子量肝素、替罗非班、阿加曲班、比伐卢定、阿替普酶等
	抗肿瘤药物,静脉用	顺铂、紫杉醇、表柔比星等
	硬膜外或鞘内注射药	利多卡因(硬膜外注射)、地塞米松(鞘内注射)等
	阿片类镇痛药,静脉用	吗啡、舒芬太尼等
	造影剂,静脉用	碘海醇、碘克沙醇等
	其他	硝普钠注射液、注射用三氧化二砷、阿托品注射液(规格 ≥ 5mg/ 支)、肾上腺素(皮下注射)

续表

警示级别	药物类别	代表药物
B 级	抗栓药,口服	华法林、利伐沙班、达比加群酯等
	肠外营养制剂	小儿复方氨基酸(19AA-I)、复方氨基酸(18AA-II)等
	抗肿瘤药物(其中的传统治疗药物及内分泌治疗药物),口服	卡培他滨、巯嘌呤、依托泊苷、阿那曲唑、他莫昔芬、氟他胺等
	神经肌肉阻断剂,静脉用	维库溴铵、罗库溴铵等
	茶碱类药物,静脉用	多索茶碱、氨茶碱等
	脂质体的药物和传统的同类药物	两性霉素 B、两性霉素 B 脂质体
	中度镇静药,静脉用	咪达唑仑等
	加压素,静脉注射或骨髓腔内注射	加压素、特利加压素、去氨加压素等
	中度镇静药,小儿口服	水合氯醛
	抗心律失常药,口服	胺碘酮、美西律、普罗帕酮等
	阿片类镇痛药,经皮及口服	吗啡、羟考酮、芬太尼等
	降糖药(其中的胰岛素促泌剂、胰岛素增敏剂、双胍类、GLP-1 受体激动剂)	格列美脲、瑞格列奈、吡格列酮、二甲双胍、利拉鲁肽、度拉糖肽等
	其他	万古霉素、凝血酶散、缩宫素(静脉用)、异丙嗪(静脉用)
C 级	抗肿瘤药物(其中的靶向治疗药物),口服	吉非替尼、奥拉帕利、索拉非尼等
	降糖药(其中的葡萄糖酐酶抑制剂、DPP-4 抑制剂、SGLT-2 抑制剂)	阿卡波糖、达格列净、西格列汀等
	对育龄人群有生殖毒性药品,口服	阿维 A、异维 A 酸、利巴韦林、沙利度胺等
	免疫抑制剂,口服	环孢素、他克莫司等
	抗癫痫药,口服	丙戊酸钠、卡马西平等
	其他	甲氨蝶呤(非肿瘤用途)、阿片酊、高锰酸钾外用制剂、地高辛、硝酸甘油、阿仑磷酸钠等

（二）高警示药品的分类

1. 剂量限制类　治疗窗较窄,给药剂量、速度应严格控制,给药剂量过大或给药速度过快会发生严重危险。

2. 药物相互作用类　与其他药品联合使用时,易发生药动学、药效学、性状等方面的变化,故给患者造成严重伤害。

3. 给药途径类　对给药途径有严格限制,给药途径错误会发生严重伤害。

4. 限制适应证和适用人群类　有严格禁忌证、禁忌人群,如肝肾功能用药限制、年龄限制、特殊疾病用药限制等。不同基因型或不同种族药物代谢及药效差异大,适应证或适用人群选择错误易造成严重伤害。

5. 理化性质不稳定类　由于药品理化性质特殊,要求储存和运输的条件较为严格,储存或运输不当,此类药品则易失效或产生毒性作用。

第二节　高警示药品处方审核注意事项

高警示药品一旦出现用药错误,会对患者造成严重伤害,这是由其自身属性决定的,因此在各个环节均应采取较普通药品更为严格的管理措施,避免错误发生,以确保高警示药品正确安全地使用。

一、高警示药品管理工作组组建

由医院药事管理和药物治疗学委员会组织医学、药学、护理学专家及医疗管理人员共同组建高警示药品管理工作组,履行高警示药品管理制度及规范的制定、目录遴选、监督、培训等职责,以尽量避免或减少高警示药品用药错误造成的药源性伤害事件的发生。相关临床科室与药学部可成立相应科室的药品管理小组,具体负责相应部门的高警示药品管理。

二、高警示药品目录制定

以《中国高警示药品推荐目录(2019 版)》为基础,结合医院药品供应目录、既往药品不良反应报告情况、相应文献报道及相关科室专家意见等,遵照"目录只能扩充不能减少,管理级别只能升高不能降低"的原则制定本院高警示药品目录,并在目录中详细列举出每一种药品的风险因素、注意事项、禁忌证等,为高警示药品的临床合理应用提供参考依据。

高警示药品目录确定后,应第一时间发布至医院办公网站;定期组织专职药学人员更新维护药品目录,并加强对临床科室的宣教工作;在医院信息系统(hospital information system,HIS)中嵌入相应的高警示药品标识,使药品标签、处方打印、病房医嘱以及相关表单上均可显示相应的警示标识。如条件允许，可基于高警示药品的最大安全剂量、给药途径与频率、药品禁忌证、特殊人群用药提示和严重药物相互作用等，利用 HIS 系统对各个用药环节进行提醒和干预。

三、高警示药品处方审核注意要点

(一) 高警示药品的处方 / 医嘱开具

医师使用高警示药品之前要充分进行安全性论证，有确切适应证时才能使用。开具处方 / 医嘱时，须严格按照规定的适应证、适用人群及用法用量，注意标明药品通用名称、剂量、浓度、给药途径、预约使用时间、滴注速度等。如病情需要，超说明书用药应按医院超说明书药品备案相关规定执行。

(二) 高警示药品的处方 / 医嘱审核与调配

药师在审核高警示药品处方 / 医嘱时，应严格按照审方制度执行，需特别注意药品使用剂量、给药浓度、配伍禁忌、给药途径等，实行双人审核制，对不合理处方 / 医嘱及时进行干预。在调剂高警示药品时，药师必须认真履行"四查十对"原则，即查处方，对科别、姓名、年龄；查药品，对药名、剂型、规格、数量；查配伍禁忌，对药品性状、用法用量；查用药合理性，对临床诊断。在进行用药教育时，应保证患者及其家属充分了解药品的使用方法、保管储存方法以及可能出现的不良反应，必要时应书面告知，避免患者滥用、误用而发生意外。

(三) 高警示药品相关不良事件处理与预警机制建立

针对高警示药品相关不良事件，应在第一时间及时处置，这是减轻不良后果的重要举措。对高警示药品相关不良事件坚持"可疑即报"原则。组织专职药师定期搜集国家药品不良反应监测部门发布的相关药品风险信息，结合医疗机构自身情况建立高警示药品相关不良事件处置技术方案或应急预案，强化专业培训和继续教育制度，落实高警示药品安全使用和管理考核机制，做好风险管理工作。

第三节 常见处方审核案例详解

在临床使用及管理全过程的任何一个环节出现错误，高警示药品都可能给患者造成严重损害。共有 2 个错误易发环节和 8 类错误类型，其中处方错误、用药指导错误、用药依从性错误在临床上较为多见，与药师处方审核工作关系紧密。

处方错误是指药物选择不当，剂量、剂型、数量、疗程不当，给药途径、时间、频次、速率不当，溶媒、浓度不当而引起的用药错误。此类型错误反映了处方开具医师和审方药师对高警示药品的敏锐性不够强、掌握不够透彻。通过在医院信息系统中嵌入相应的高警示药品标识，定期开展有关高警示药品用药注意事项等教育培训活动,提高医师和药师对此类药品的风险意识;加强药师对含高警示药品的医嘱或处方的审核,从药品遴选、药物剂型、给药途径、用法用量、配伍禁忌、选用溶剂等角度认真执行落实用药的适宜性;另外,药师对相关医嘱或处方进行复核,杜绝用药风险。

案例 1
【处方描述】

性别:女　　　　　　　　　年龄:29 岁
临床诊断:支气管哮喘(急性发作期)。
处方内容:
硫酸镁注射液 10ml +5% 葡萄糖注射液 250ml　　q.d.　i.v.gtt.

【处方问题】超说明书用药:硫酸镁注射液为超适应证用药。

【机制分析】硫酸镁注射液属于 A 级高警示药品,其治疗浓度和中毒浓度相近,急性镁中毒可引起呼吸抑制,甚至导致心搏骤停,因此临床需谨防镁中毒的发生。硫酸镁注射液说明书的适应证为作为抗惊厥药,用于妊娠高血压,治疗先兆子痫及子痫。此处方为超说明书用药。根据《支气管哮喘急性发作评估及处理中国专家共识》(2018 年)介绍,对初始使用支气管扩张剂无效或危重哮喘患者,可进行硫酸镁静脉注射(25% 硫酸镁 5ml 加入 40ml 葡萄糖液中缓慢静脉注射,或 25% 硫酸镁 10ml 加入葡萄糖溶液 250ml 中静脉滴注),一日 1 次。

【干预建议】建议医师与患者及家属充分沟通,权衡利弊后,酌情使用。使用前应完善诊断,请患者家属签署“超说明书用药知情同意书”,用药中应定时做膝跳反射检查,测定呼吸次数,监测血镁浓度。

案例 2
【处方描述】

性别:女　　　　　　　　　年龄:21 岁
临床诊断:咳嗽。
处方内容:
氨茶碱注射液 0.25g + 0.9% 氯化钠注射液 250ml　　b.i.d.　　i.v.gtt.

【处方问题】适应证不适宜:氨茶碱注射液适应证不适宜,溶媒选择不适宜。

【机制分析】氨茶碱作为常用的茶碱类平喘药被纳入《中国高警示药品推荐目录(2019版)》,其在人体内清除速率个体差异大,易引起心律不齐、阵发性痉挛等不良反应。氨茶碱注射液主要用于支气管哮喘、哮喘性支气管炎、阻塞性肺疾病、心功能不全、心源性哮喘等,以缓解喘息症状。处方诊断为"咳嗽",不是氨茶碱注射液的适应证范围。氨茶碱注射液说明书中,静脉滴注时应用5%~10%葡萄糖注射液稀释后缓慢滴注,本处方溶媒选择不适宜。

【干预建议】建议医师完善处方诊断,修改配伍溶媒。

案例3
【处方描述】

性别:男　　　　　　　　　年龄:45岁
临床诊断:上腹部持续性疼痛,恶心1小时。
处方内容:
阿托品注射液　　　　　5mg　　q.d.　　i.m.

【处方问题】用法、用量不适宜:阿托品注射液规格选择不适宜,导致用法、用量不适宜。

【机制分析】我国阿托品注射液存在多种规格,较常用的有1ml:0.5mg/支和1ml:5mg/支。其中1ml:0.5mg/支阿托品注射液主要用于胃肠解痉止痛、抗休克、抗心律失常、麻醉前给药等;规格≥5mg/支的阿托品注射液为高警示药品范畴,仅用于有机磷中毒解救,若误用极易造成阿托品中毒。

【干预建议】建议更换规格为1ml:0.5mg/支的阿托品注射液。

案例4
【处方描述】

性别:男　　　　　　　　　年龄:63岁
临床诊断:肺癌。
处方内容:
盐酸吗啡注射液　　　　5mg　　q.d.　　i.m.

【处方问题】给药途径不适宜:吗啡注射液给药途径不适宜。

【机制分析】盐酸吗啡注射液属于注射用阿片类镇痛药,是B级高警示药品,其说明书中的给药途径有皮下注射、静脉注射及手术后镇痛注入硬膜外间隙,并未推荐肌内注射。欧洲姑息治疗协会关于吗啡注射途径的建议是:没有肌内应用吗啡治疗慢性癌性疼痛的指征,因为皮下途径操作更简单而且疼痛较轻。吗啡的药代动力学研究表明,肌内注射及皮下注射后10~30分钟达到血浆峰浓度并持续释放至血浆内,45~90分钟产生最大镇痛效应,持续作用近4小时。吗啡皮下注射局部刺激小,吸收更稳定,同时起效快,操作相对简单,皮下注射完全能达到肌内注射同样的要求。因此,不建议肌内注射盐酸吗啡注射液。

【干预建议】建议医师将盐酸吗啡注射液的给药途径改为皮下注射。

案例5
【处方描述】

性别:女　　　　　　　　　年龄:39 岁
临床诊断:休克。
处方内容:
盐酸异丙肾上腺素注射液　2ml　　　q.d.　　　i.v.

【处方问题】给药途径不适宜:盐酸异丙肾上腺素注射液给药途径不适宜。

【机制分析】盐酸异丙肾上腺素注射液属于静脉用肾上腺素能受体激动药,是 A 级高警示药品,若用量过大或皮下注射误入血管,可引起血压上升,导致脑出血。盐酸异丙肾上腺素在救治心搏骤停时,使用方法为心腔内注射0.5~1mg;在三度房室传导阻滞,心率每分钟不及40次时,将本品0.5~1mg加入 5% 葡萄糖注射液 200~300ml 中缓慢静脉滴注。盐酸异丙肾上腺素注射液药品说明书未推荐静脉注射使用。

【干预建议】建议医师根据实际情况修改给药途径。

案例6
【处方描述】

性别:男　　　　　　　　　年龄:47 岁
临床诊断:恶性淋巴瘤。
处方内容:
依托泊苷注射液　　　100mg　q.d.　　　i.v.

【处方问题】给药途径不适宜:依托泊苷注射液给药途径不适宜。

【机制分析】化疗药依托泊苷注射液属于 B 级高警示药品。依托泊苷注射液与作用位点 DNA 拓扑异构酶Ⅱ的结合是可逆的,并作用于细胞周期中持续时间较长的 S 期、G_2 期,因此血药浓度持续时间长短比峰浓度更重要,且高峰浓度(5~10mg/L)与严重的骨髓抑制有关,故一般采用 0.9% 氯化钠注射液稀释后静脉滴注,而不用静脉注射,浓度不超过 0.25mg/ml,静脉滴注时间不少于 30 分钟。

【干预建议】建议医师开具 0.9% 氯化钠注射液 500ml 的医嘱,修改给药途径为静脉滴注。

案例 7
【处方描述】

性别:女　　　　　　　　　年龄:27 岁
临床诊断:正常妊娠,监测糖耐量。
处方内容:
50% 葡萄糖注射液　　　　40g　　b.i.d.　　p.o.

【处方问题】剂型不适宜,用法、用量不适宜:50% 葡萄糖注射液的剂型不适宜及用法、用量不适宜。

【机制分析】50% 葡萄糖注射液属于高渗葡萄糖注射液,是 A 级高警示药品,说明书未推荐口服给药途径。《中国医院制剂规范》中提及,除极少数注射药可口服外(如治疗假膜性肠炎必须口服万古霉素,而万古霉素又无口服制剂时,在这种情况下只得将注射药物供口服使用),绝大多数是不适合口服的。由于制剂工艺要求不同,注射剂口服会产生消化道不耐受,易被分解破坏,口服吸收差,不同给药途径的药理作用不同,价格成本不同等问题。另外,该处方目的为妊娠期糖耐量试验。糖耐量试验应一次性口服葡萄糖75g,而不是分两次各40g。

【干预建议】建议开具口服用葡萄糖粉剂,一次性冲服75g进行糖耐量试验。

案例 8
【处方描述】

性别:女　　　　　　　　　年龄:58 岁
临床诊断:胃食管反流病。
处方内容:
丙泊酚乳状注射液 50ml +0.9% 氯化钠注射液 500ml　　st.　i.v.gtt.

【处方问题】溶媒选择不适宜：丙泊酚乳状注射液用 0.9% 氯化钠注射液 500ml 作为溶媒,属于溶媒选择不适宜。

【机制分析】丙泊酚乳状注射液属于静脉用麻醉药,是 A 级高警示药品,使用不当易造成心脏和呼吸抑制。丙泊酚乳状注射液可稀释后使用,但只能用 5% 葡萄糖注射液稀释,存放于 PVC 输液袋或输液瓶中,稀释度不超过 1 : 5(2mg/ml); 也可不经稀释直接用于输注,建议使用微量泵或输液泵,以便控制输注速率。

【干预建议】建议医师更改溶媒,使用 5% 葡萄糖注射液,且注明稀释度不超过 1 : 5(2mg/ml)。

案例 9
【处方描述】

性别：男　　　　　　　　年龄：62 岁
临床诊断：前列腺恶性肿瘤并骨转移。
处方内容：
盐酸羟考酮缓释片　　　　10mg　　t.i.d.　　p.o.

【处方问题】用法、用量不适宜：盐酸羟考酮缓释片用法、用量不适宜。

【机制分析】盐酸羟考酮缓释片属于口服用阿片类镇痛药,是 C 级高警示药品。盐酸羟考酮缓释片应每 12 小时服用一次,每次用药剂量取决于患者的疼痛严重程度和既往镇痛药用药情况。另外,盐酸羟考酮缓释片必须整片吞服,不可掰开、咀嚼或研磨后服用。

【干预建议】建议医师将用药频次修改为每日 2 次,同时根据当下病情程度适当调整用药剂量。

案例 10
【处方描述】

性别：女　　　　　　　　年龄：73 岁
临床诊断：结肠恶性肿瘤。
处方内容：
芬太尼透皮贴剂　　　　1 贴　　q.d.　　敷疼痛处

【处方问题】用法、用量不适宜：芬太尼透皮贴剂用法、用量不适宜。

【机制分析】芬太尼透皮贴属于经皮给药的阿片类缓释制剂,被纳入《中国高警示药品推荐目录(2019 版)》。芬太尼透皮贴在应用的 72 小时内被持续通过皮肤吸收,血药浓度通常在 12~24 小时内达到稳态,并在此后保持相对稳定直至 72 小时。因此说明书规定本品可以持续贴用 72 小时。芬太尼透皮贴属于麻醉药品,应当逐日开具。

芬太尼透皮贴的药物透皮吸收后是发挥全身作用的,不需要贴于疼痛处,而是选择干净、干燥、无破损、无炎症、体毛少的平整部位粘贴,如前胸、后背、上臂、大腿内侧。如粘贴部位有毛发,应在使用前剪除,清水清洗粘贴部位并自然晾干。更换贴剂时,应更换粘贴部位。

【干预建议】建议医师将芬太尼透皮贴剂的使用频次标明为每 72 小时 1 次。用药交代时,药师应详细交代芬太尼透皮贴剂的使用方法。

案例 11

【处方描述】

性别:男　　　　　　　年龄:64 岁

临床诊断:大面积烧伤。

处方内容:

转化糖电解质注射液 500ml +10% 氯化钾注射液 10ml　q.d.　i.v.gtt.

【处方问题】用法、用量不适宜:10% 氯化钾注射液用法、用量不适宜。

【机制分析】10% 氯化钾注射液作为浓氯化钾注射液,属于 A 级高警示药品。转化糖电解质注射液制剂成分复杂,含有 K^+、Na^+、Mg^{2+} 等多重离子,其中每 500ml 转化糖电解质注射液中含氯化钾 0.93g,再加入 10% 氯化钾注射液 10ml 后,氯化钾浓度为 0.386%,超过了 0.3% 的安全浓度,极大地升高高钾血症风险,可能导致呼吸困难、心率减慢、心肌传导阻滞、心跳停止等危险情况的发生。另外常用的门冬氨酸钾注射液、门冬氨酸钾镁注射液等均含钾离子,与 10% 氯化钾注射液配伍时,均需关注补钾浓度,以防出现高钾血症。

【干预建议】患者若因禁食无法口服补钾,生理需求量的钾仅能从静脉补充,为防止液体总量限制而导致的补钾浓度超限,可试用微泵补钾。

案例 12

【处方描述】

性别:男　　　　　　　年龄:88 岁

临床诊断:低钾血症。

处方内容:

0.9% 氯化钠注射液 100ml +10% 氯化钾注射液 7ml　q.d.　i.v.gtt.

【处方问题】溶媒选择不适宜:10% 氯化钾注射液的溶媒选择不适宜。

【机制分析】浓氯化钾注射液属于 A 级高警示药品,药品说明书显示将 10% 氯化钾注射液 10~15ml 加入 5% 葡萄糖注射液 500ml 中滴注,钾浓度不超过 3.4g/L(45mmol/L),补钾速度不超过 0.75g/h(10mmol/h),每日补钾量为 3~4.5g(40~60mmol)。静脉滴注浓度较高、速度较快或静脉较细时,易刺激静脉内膜引起疼痛,甚至引发静脉炎、高钾血症等。该处方中氯化钾浓度为 7g/L,浓度过高。

【干预建议】建议医师将溶媒改为 5% 葡萄糖注射液 250ml,同时注意监测血钾与心电图,防止高钾血症的发生。

案例 13
【处方描述】

性别:女　　　　　　　　年龄:48 岁
临床诊断:心境障碍;心律失常。
处方内容:

盐酸肾上腺素注射液	1mg	q.d.	i.v.
富马酸喹硫平片	50mg	b.i.d.	p.o.

【处方问题】联合用药不适宜:盐酸肾上腺素注射液与富马酸喹硫平片联合用药不适宜。

【机制分析】盐酸肾上腺素注射液作为静脉用肾上腺素能受体激动药,是 A 级高警示药品,具有 α 受体和 β 受体激动作用。而喹硫平的 α 受体拮抗作用会使肾上腺素的升压作用翻转为降压作用,进一步加剧喹硫平 α 受体拮抗作用引起的低血压效应。

【干预建议】建议使用去甲肾上腺素注射液代替肾上腺素注射液。

案例 14
【处方描述】

性别:女　　　　　　　　年龄:75 岁
临床诊断:2 型糖尿病;肩周炎。
处方内容:

盐酸二甲双胍片	0.5g	t.i.d.	p.o.
格列齐特片	80mg	b.i.d.	p.o.
双氯芬酸钠肠溶片	25mg	b.i.d.	p.o.

【处方问题】联合用药不适宜:格列齐特片与双氯芬酸钠肠溶片联合用药不适宜。

【机制分析】盐酸二甲双胍片和格列齐特片均属于口服降血糖药,是C级高警示药品。其中,格列齐特的血浆蛋白结合率可高达94.2%,表观分布容积小,与蛋白结合率高的非甾体抗炎药双氯芬酸钠联用时,可能使游离的格列齐特浓度上升,降血糖作用增加,导致危及生命的低血糖发生。另外,格列齐特主要经肝脏代谢,而本处方患者为老年人,药量也应适当减少。

【干预建议】不推荐联用格列齐特片和双氯芬酸钠肠溶片。如确实需联用,应减少格列齐特剂量,监测血糖浓度变化,或更换其他解热镇痛类抗炎药。

案例 15
【处方描述】

性别:男　　　　　　　年龄:51 岁
临床诊断:心脏瓣膜病、2 型糖尿病。
处方内容:
0.9% 氯化钠注射液 50ml + 盐酸胺碘酮注射液 0.3g　q.d.　i.v.　泵入

【处方问题】溶媒选择不适宜:盐酸胺碘酮注射液用 0.9% 氯化钠注射液作为溶媒,属于溶媒选择不适宜。

【机制分析】胺碘酮注射液属于静脉用抗心律失常药,是A级高警示药品。胺碘酮化学结构为含苯环二碘取代物,容易发生脱碘反应,而氯化钠中的氯离子可将碘离子取代,生成氯取代物产生沉淀,静脉输注时可能导致严重不良反应。胺碘酮注射液药品说明书显示,由于产品配方原因,500ml溶媒中少于 2 个安瓿注射液的浓度不宜使用。仅用等渗葡萄糖溶液配制,且不可向输液瓶中加入任何其他制剂,应尽量通过中心静脉途径给药。

【干预建议】建议将溶媒更换为 5% 葡萄糖注射液 500ml,以中心静脉途径给药。

案例 16
【处方描述】

性别:男　　　　　　　年龄:66 岁
临床诊断:胃癌术后化疗后进展。
处方内容:
中 / 长链脂肪乳注射液(C_{8-24})　　　　250ml　q.d.　i.v.gtt.

| 维生素 B$_6$ 注射液 | 0.1g | q.d. | i.v.gtt. |
| 维生素 C 注射液 | 0.5g | q.d. | i.v.gtt. |

【处方问题】联合用药不适宜：肠外营养制剂合用维生素 B$_6$、维生素 C，属于联合用药不适宜。

【机制分析】肠外营养制剂属于 B 级高警示药品。脂肪乳制剂作为肠外营养制剂，可为患者补充能量及必需脂肪酸。但各大指南均推荐肠外营养采用"全合一"的模式，即同时给予脂肪乳、葡萄糖、氨基酸。单独输注脂肪乳时，由于各营养素非同步输入，不利于所供营养素的有效利用，且可因单位时间内进入体内的脂肪酸量较多易导致脂肪超载，增加代谢负荷，诱发以血甘油三酯升高为特征的相关病症，如高脂血症、脂肪肺栓塞等。另外，维生素 B$_6$、维生素 C 为水溶性维生素，不应与脂肪乳同瓶配伍以防乳剂破坏而使凝聚脂肪进入血液。

【干预建议】建议医师按照"全合一"的模式开具处方用于营养支持。

案例 17
【处方描述】

性别：女	年龄：60 岁	
临床诊断：结肠炎。		
处方内容：		
葡萄糖氯化钠注射液	250ml	i.v.gtt.
复方氨基酸注射液（18AA-V）	250ml	i.v.gtt.
ω-3 鱼油脂肪乳注射液	200ml	i.v.gtt.
氯化钾注射液	10ml	i.v.gtt.
维生素 C 注射液	1g	i.v.gtt.

【处方问题】肠外营养制剂用药不适宜。

用法、用量不适宜：ω-3 鱼油脂肪乳注射液用法、用量不适宜。

【机制分析】肠外营养制剂属于 B 级高警示药品。ω-3 鱼油脂肪乳注射液不能全面提供必需脂肪酸，应与其他脂肪乳同时使用。脂肪输注总剂量为按体重一日 1~2g/kg，鱼油脂肪乳应占每日脂肪输入量的 10%~20%。ω-3 鱼油脂肪乳注射液一日输注剂量为 1~2ml/kg，该处方输注体积为 200ml，超过一日剂量。

【干预建议】建议与医师沟通，若患者肠内营养不能耐受或不能满足能量需求,确需肠外营养支持,建议选择脂肪乳氨基酸(17)葡萄糖(11%)注射液进行配制。

案例 18

【处方描述】

性别:女   年龄:40 岁

临床诊断:支气管炎。

处方内容:

痰热清注射液	20ml	q.d.	i.v.gtt.
注射用多索茶碱	300mg	q.d.	i.v.gtt.
0.9% 氯化钠注射液	250ml	q.d.	i.v.gtt.

【处方问题】存在配伍禁忌:痰热清注射液与注射用多索茶碱存在配伍禁忌。

【机制分析】痰热清注射液属于中药注射剂,其主要功能为清热、解毒、化痰,用于风湿肺热病属痰热阻肺症引起发热、咳嗽、咳痰、咽喉肿痛、上呼吸道感染等。注射用多索茶碱为静脉途径使用的茶碱类药物,属于《中国高警示药品推荐目录(2019 版)》内品种,主要用于治疗支气管哮喘、喘息型慢性支气管炎或其他支气管痉挛引起的呼吸困难。临床上常将这两种药物联合应用治疗上呼吸道感染、急慢性支气管炎等呼吸道疾病。但二者不可同时输注。痰热清注射液作为中药注射剂,成分复杂,一般推荐单独输注。且有研究发现痰热清注射液稀释液与注射用多索茶碱稀释液混合后,液体变混浊,逐渐有黑色沉淀物生成,剧烈摇晃、加热等无任何变化。

【干预建议】两药联用时,建议分别单独输注,同时注意用其他无禁忌的液体隔开或药物间加生理盐水冲管。

案例 19

【处方描述】

性别:男   年龄:68 岁

临床诊断:营养不良;高脂血症。

处方内容:

20% 脂肪乳(C_{14-24})	250ml	q.d	i.v.gtt.
混合脂溶性维生素	10ml	q.d	i.v.gtt.
复方氨基酸(3AA)	250ml	q.d	i.v.gtt.

【处方问题】遴选药品不适宜：20% 脂肪乳（$C_{14\sim24}$）遴选药品不适宜。

【机制分析】脂肪乳为肠外营养液，属于 B 类高警示药品，重度高甘油三酯血症（TG 为 4~5mmol/L）应避免使用脂肪乳，高脂血症（TG>3.5mmol/L）或脂代谢障碍的患者应根据患者的代谢状况决定是否使用。此类患者使用容易出现脂肪超载综合征，这是一种脂肪乳剂输注速度和 / 或剂量超过机体的脂肪廓清能力，所导致的以血甘油三酯升高为特征的相关病症。患者脂肪廓清能力减退时，如肝肾功能不全、糖尿病酮症酸中毒、胰腺炎、甲状腺功能低下（伴高脂血症）及败血症等，易导致脂肪超载综合征。脂肪超载综合征表现为甘油三酯浓度突然增高、神志障碍、白细胞计数升高、发热、肝脾肿大、凝血功能障碍及器官功能障碍等。

【干预建议】评估患者的甘油三酯水平后再使用，输注时，应按先慢后快的程序实施，避免过量、过速输注。当患者营养状况改善后或能正常进食时，应及早停用。

案例 20

【处方描述】

性别：男　　　　　　　　年龄：67 岁

临床诊断：类风湿关节炎；乙型肝炎表面抗原（HBsAg）、乙型肝炎 e 抗体（HBeAb）阳性。

处方内容：

甲氨蝶呤片	10mg	每周一次	p.o.
甲泼尼龙片	4mg	q.d.	p.o.

【处方问题】遴选药品不适宜：甲氨蝶呤片遴选药品不适宜。

【机制分析】甲氨蝶呤用于非肿瘤疾病的口服治疗时属于 C 级高警示药品。甲氨蝶呤具有免疫抑制作用，对肝脏有潜在毒性，普通患者常常出现肝损害，可能是叶酸匮乏使肝细胞代谢失常所致。但乙肝病毒携带者有可能同时存在另一种机制，即处于免疫监视状态下的乙肝病毒，由于机体免疫系统被抑制，免疫稳态被打破，诱使乙肝病毒大量复制，肝细胞破坏。同时叶酸代谢异常，肝细胞修复功能减弱，使肝细胞破坏加速。因此，甲氨蝶呤对于乙肝病毒携带者的肝脏存在双重威胁。

【干预建议】建议风湿病患者在使用甲氨蝶呤之前进行乙肝病毒筛查。若乙肝病毒呈阳性者，请慎重使用甲氨蝶呤，确需使用者，应避免与其他细胞毒性药物联用，定期监测肝功能、乙肝病毒 DNA 拷贝数。

（杨　晨　安会杰）

参考文献

［1］中国医药教育协会高警示药品管理专业委员会，中国药学会医院药学专业委员会，中国药理学会药源性疾病学专业委员会. 中国高警示药品临床使用与管理专家共识(2017). 药物不良反应杂志, 2017, 19 (6): 409-413.

［2］合理用药国际网络中国中心组临床安全用药组，中国药理学会药源性疾病学专业委员会，中国药学会医院药学专业委员会，等. 高警示药品用药错误防范技术指导原则. 药物不良反应杂志, 2017, 19 (6): 403-408.

［3］刘芳，张婷，张晓乐，等. 基于专家共识和医务人员调查的高警示药品目录建立. 中国药学杂志, 2018, 53 (17): 1523-1528.

第六章

需皮试药物处方审核案例详解

第一节 需皮试药物概述

《处方管理办法》第三十五条对药品皮试的审核规定,药师应当对处方用药适宜性进行审核,审核内容包括:规定必须做皮试的药品,处方医师是否注明过敏试验及结果的判定。

需皮试药物的审核在审方环节中是必不可少的一部分,在审核需皮试药物时,需要考虑哪些药物需要皮试,应用何种药物作为皮试用药,还需考虑哪些情况不适合皮试等。

合格药品在正常用法用量的情况下,出现的与用药目的无关的有害反应,称为药物不良反应。一般来讲,药物不良反应可以分为 A 型、B 型 2 种类型。其中 A 型药物不良反应可以由药物原有的药理作用所类推,其反应和用药剂量有关,并且是可以预料的;B 型药物不良反应却是不可由药物原有的药理学特性预测的,且与用药剂量无关。药物过敏反应属于 B 型药物不良反应。

药物过敏反应本质上是由免疫介导的一类反应。免疫反应根据机制不同,分为Ⅰ、Ⅱ、Ⅲ、Ⅳ四种类型。药物可以引起所有类型的免疫反应,其中Ⅰ型免疫反应发生迅速,多数在给药后数分钟至 1 小时即可发生,有些高敏患者甚至几秒钟即可出现反应。Ⅱ、Ⅲ、Ⅳ三种类型的免疫反应为迟发型过敏反应,有些甚至在给药几天后才会发生。Ⅰ型免疫反应是由 IgE 介导的,Ⅱ、Ⅲ、Ⅳ型免疫反应为其他免疫介导类型。也有些药物可能两种免疫反应类型同时存在。过敏反应一般难以预料,有些需要住院治疗,甚至可能危及生命,在临床上并不少见。

IgE 介导的Ⅰ型速发型免疫反应是很多药物过敏的重要原因,临床上这部分患者可能出现过敏反应,严重者表现出低血压、喉头水肿、支气管痉挛等症状,甚至导致死亡。

"皮试"目前并无统一名称,有皮肤敏感试验、皮肤过敏试验、皮内试验、皮内过敏试验、皮内敏感试验等多种名称,但都是通过皮内注射少量药品以检测机体是否会发生过敏反应的一种方法。本书使用"皮肤敏感试验"的名称,以下简称"皮试"。除了皮试之外,口服试验、点眼试验、静脉小剂量给予试验剂量等方法都是对于药物过敏反应的一种甄别手段,具体选择哪种方法,需要根据药物的性质以及临床需要来综合决定。

例如细胞色素 C,有皮试、划痕法、滴眼法等过敏试验的方法。皮试:将本品注射液以 0.9% 氯化钠注射液稀释成 0.03mg/ml 浓度,注入皮内 0.03~0.05ml,20 分钟后仍为阴性者方可用药;划痕法:取本品注射液 1 滴滴于前臂内侧,用针尖划痕,观察 20 分钟;滴眼法:取本品药液(5mg/ml)滴于结膜囊内,观察 20 分钟。

皮试具有快速灵敏的优点,临床一些容易引起速发型过敏反应的药物,往往会选择皮试进行患者的甄别。需要明确的是:①药物的过敏反应只是药物不良反应的一种,除了过敏反应之外,药物还可能发生其他不良反应。②皮试只是检测 IgE 介导的速发型过敏反应的一种方式,过敏试验有多种方法,如皮内注射、点眼试验、静脉注射试验、口服过敏试验。皮试是其中重要的方式,并不能涵盖所有检测过敏反应的方法。③皮试本身也有可能引起严重的过敏反应,尤其是那些高敏体质的患者,故皮试时需要准备好急救设施。

第二节　皮试的方法

一般来讲,皮试的方法比较固定,主要步骤包括①部位选择:一般选择前臂屈侧腕关节上侧皮肤;②消毒:可选用 75% 乙醇消毒,对乙醇敏感者可用生理盐水清洁;③注射:抽取皮试液,在皮内注射成一小丘;④观察:根据说明书的要求,等待 15~30 分钟后,认真观察注射局部的皮肤,并根据说明书的要求进行是否阳性的判断,β 内酰胺类药物皮试可参照《β 内酰胺类抗菌药物皮肤试验指导原则(2021 年版)》;⑤对照:根据需要设立阳性对照(可以用磷酸组胺)和阴性对照(可以用生理盐水),可在另一前臂相应位置做对照试验。

药物激发试验在药物过敏的诊断中具有极为重要的地位。当需皮试药物的皮试结果为阴性而不能排除患者对该药过敏时,可以选用药物激发试验进行诊断。当然,药物激发试验需要在安全的条件下进行,并做好对于危险情况的识别和救治的准备。

常见的药品过敏试验的要求及方法见表 6-1。

表 6-1 药品过敏试验要求及方法

药品名称	皮试要求	皮试液配制	过敏试验方法
青霉素(青霉素类药物皮试等同青霉素)	青霉素皮肤敏感试验	(1)青霉素钾盐或钠盐以 0.9% 氯化钠注射液配制成为含 20 万 U/ml 青霉素溶液(80 万 U/瓶,注入 4ml 0.9% 氯化钠注射液即成)→取 20 万 U/ml 溶液 0.1ml,加 0.9% 氯化钠注射液至 1ml,成为 2 万 U/ml 溶液→取 2 万 U/ml 溶液 0.1ml,加 0.9% 氯化钠注射液至 1ml,成为 2 000U/ml 溶液→取 2 000U/ml 溶液 0.25ml,加 0.9% 氯化钠注射液至 1ml,成为 500U/ml 溶液的青霉素皮试液。 (2)青霉素皮试制剂根据说明书稀释	用 75% 乙醇消毒前臂掌侧下段皮肤;用 1ml 一次性注射前抽取皮试液,先排净针管内空气。用一手绷紧患者皮肤,另一手持针,针头斜面向上,与皮肤呈 5°~15° 进针,皮内注射皮试液 0.02~0.03ml,形成直径 3mm 的皮丘(对乙醇敏感者可使用生理盐水清洁皮肤)。 注射皮试液 15~20 分钟后判断皮试结果,如皮丘较之前注射形成的皮丘扩大,直径 ≥3mm 应判断为皮试阳性,伴有红晕或痒感更支持阳性反应
盐酸普鲁卡因	普鲁卡因皮肤敏感试验	1%~2% 普鲁卡因溶液(暂无权威配置方法)	皮内注射 1%~2% 普鲁卡因溶液 0.1ml,局部出现红疹、发热或肿块者对普鲁卡因过敏,即不宜用本品
普鲁卡因青霉素	青霉素皮肤敏感试验 + 普鲁卡因皮肤敏感试验	(1)见青霉素 (2)见盐酸普鲁卡因	(1)见青霉素 (2)见盐酸普鲁卡因
青霉胺	青霉素皮肤敏感试验	见青霉素	见青霉素
细胞色素 C	使用本品前,须做皮内试验。治疗结束后再用本品,需重新皮试	将本品注射液以 0.9% 氯化钠注射液稀释成 0.03mg/ml 浓度	(1)皮试法:皮试液注入皮内 0.03~0.05ml,20 分钟后仍显阴性者方可用药。 (2)划痕法:取本品注射液 1 滴滴于前臂内侧,用针尖划痕,观察 20 分钟。 (3)滴眼法:取本品药液(5mg/ml)滴于结膜囊内,观察 20 分钟

续表

药品名称	皮试要求	皮试液配制	过敏试验方法
鱼肝油酸钠注射液	注射前应先进行过敏试验	0.1% 溶液 0.1~0.2ml(暂无权威配置方法)	皮内注射,并用等量氯化钠溶液作为对照,观察 5~10 分钟,周围红肿者忌用
降纤酶	用药前应做皮试	取本品 0.1ml 用 0.9% 氯化钠注射液稀释至 1ml	皮内注射 0.1ml,皮试阴性者才可用
门冬酰胺酶	凡首次采用本品或已使用过本品但已停药 1 周或 1 周以上的患者,在注射本品前须做皮试	加 5ml 的灭菌注射用水或氯化钠注射液入小瓶内摇动,使小瓶内 10 000IU 的门冬酰胺酶溶解,抽取 0.1ml(每 1ml 含 2 000IU),注入另一瓶含 9.9ml 稀释液的小瓶内,从而制成浓度约为每 1ml 含 20IU 的皮试液	用 0.1ml 皮试液(约为 2.0IU)做皮试,至少观察 1 小时,如有红斑或风团即为皮试阳性
鲑降钙素	对蛋白质过敏者可能对本品过敏,因此,对这类患者在用药前最好先做皮试	取 0.2ml(每 1ml 含 50IU 鲑降钙素)加氯化钠注射液稀释至 1ml	皮内注射 0.1ml 皮试液(约 1IU),观察 15 分钟,注射部位不超过中度红色为阴性,超过中度红色为阳性
碘化油	用本品对子宫输卵管造影,应先做口服碘过敏试验。瘘管、窦道造影等,碘化油不在体内潴留,可免做过敏试验	暂无权威配置方法	
胸腺肽	对于过敏体质者,注射前或治疗终止后再用药,需做皮肤敏感试验,阳性反应者禁用	取原液用氯化钠注射液配制成 25μg/ml 溶液	皮内注射 0.1ml,结果判断标准同青霉素

续表

药品名称	皮试要求	皮试液配制	过敏试验方法
白喉抗毒素	注射前必须先做过敏试验	用氯化钠注射液将抗毒素稀释20倍（取0.1ml抗毒素，加1.9ml氯化钠注射液混匀）	在前臂掌侧皮内注射0.05~0.1ml皮试液，观察30分钟，注射局部无明显反应或皮丘直径小于1cm，红晕直径小于2cm，同时无其他不适，即为阴性
破伤风抗毒素	注射前必须先做过敏试验	用氯化钠注射液将抗血清稀释10倍（取0.1ml抗毒素，加0.9ml氯化钠注射液混匀）	在前臂掌侧皮内注射0.05~0.1ml皮试液，观察30分钟，注射局部无明显反应或皮丘直径小于1cm，红晕直径小于2cm，同时无其他不适，即为阴性
多价气性坏疽抗毒素	注射前必须先做过敏试验	用氯化钠注射液将抗血清稀释10倍（取0.1ml抗毒素，加0.9ml氯化钠注射液混匀）	在前臂掌侧皮内注射0.05~0.1ml皮试液，观察30分钟，注射局部无明显反应或皮丘直径小于1cm，红晕直径小于2cm，同时无其他不适，即为阴性
肉毒抗毒素	注射前必须先做过敏试验	用氯化钠注射液将抗毒素稀释10倍（取0.1ml抗毒素，加0.9ml氯化钠注射液混匀）	在前臂掌侧皮内注射0.05~0.1ml皮试液，观察30分钟，注射局部无明显反应或皮丘小于1cm，红晕直径小于2cm，同时无其他不适，即为阴性
抗蛇毒血清 抗蝮蛇毒血清 抗五步蛇毒血清 抗银环蛇毒血清 抗眼镜蛇毒血清	询问马血清制品注射史和过敏史，并做皮肤过敏试验	取本品0.1ml加氯化钠溶液1.9ml	在前臂掌侧皮内注射0.1ml，经20~30分钟判断结果。可疑阳性者，预先注射氯苯那敏10mg（儿童酌减），15分钟后再注射本品

续表

药品名称	皮试要求	皮试液配制	过敏试验方法
抗炭疽血清	注射前必须先做过敏试验	用氯化钠注射液将血清稀释20倍(取0.1ml抗毒素,加1.9ml氯化钠注射液混匀)	在前臂掌侧皮内注射0.05~0.1ml,观察30分钟,注射局部无明显反应或皮丘直径小于1cm,红晕直径小于2cm,同时无其他不适,即为阴性
抗狂犬病血清	注射前必须先做过敏试验	用氯化钠注射液将抗血清稀释10倍(取0.1ml抗毒素,加0.9ml氯化钠注射液混匀)	在前臂掌侧皮内注射0.05~0.1ml,观察30分钟,注射局部无明显反应或皮丘小于1cm,红晕小于2cm,同时无其他不适,即为阴性
金葡素	使用本品前应先进行过敏试验	暂无权威配置方法	
A族链球菌	青霉素皮肤敏感试验	见青霉素皮试	见青霉素皮试
乙碘油	有碘过敏史者慎用。应做相应的碘过敏试验	暂无权威配置方法	
重组人干扰素γ	凡有明显过敏体质,特别是对抗生素有过敏史者应慎用,必须使用时应先用本品做皮试,阴性者方可使用	暂无权威配置方法	5 000IU皮内注射
荧光素钠	少数患者对本品可能发生过敏	1%的本品溶液5ml	在静脉给药前10~15分钟先用1%的本品溶液5ml注入静脉做过敏试验,若无反应再全量推入

资料来源:《中华人民共和国药典临床用药须知(2020年版)》;青霉素皮试的内容部分参考《β内酰胺类抗菌药物皮肤试验指导原则(2021年版)》。

第三节 需皮试药物的种类

根据药品说明书以及《中华人民共和国药典临床用药须知(2020 年版)》的要求,明确规定需要皮试的药物,按照其皮试要求,包括以下几种类型的药物。①抗菌药物:主要包括青霉素类抗菌药物和部分药品说明书要求进行皮试的头孢菌素类抗菌药物;②部分生物制剂类药物;③其他药物。

药物是否需要皮试是可能会发生变化的,可能会出现这种情况:以前要求皮试,但在临床工作的不断发展中,药物的作用机制逐渐清晰,药物 I 型速发型免疫反应的发生率不断明确,发现皮试的意义不大,就会不再要求皮试,这也是药学工作不断发展完善的具体表现。

一、抗菌药物

实际工作中,抗菌药物中要求进行皮试的主要包括两种药物:青霉素类药物和头孢菌素类药物。青霉素类药物在《中华人民共和国药典临床用药须知(2020 年版)》以及药品说明书中,一般均有明确的皮试要求;头孢菌素类药物在《中华人民共和国药典临床用药须知(2020 年版)》《β 内酰胺类抗菌药物皮肤试验指导原则(2021 年版)》中已经不再要求进行常规皮试,但是在药品说明书中或者一些特殊情况下,仍然需要进行皮试。

(一)青霉素类药物

青霉素类药物分类。①天然青霉素类:青霉素 V、青霉素等;②氨基青霉素类:阿莫西林和氨苄西林等;③耐青霉素酶青霉素类:甲氧西林、双氯西林、氯唑西林、氟氯西林、萘夫西林、苯唑西林;④抗假单胞菌青霉素类:羧苄西林、替卡西林和哌拉西林。

本类药物常规要求在使用本类药物前进行青霉素皮肤敏感试验,简称"青霉素皮试"。

青霉素皮试:青霉素皮试是临床最为常见的一种皮试。根据《中华人民共和国药典临床用药须知(2020 年版)》中的推荐,青霉素皮试包括传统的皮试方式以及快速仪器试验法(为无创伤的过敏试验,青霉素的皮试液浓度为 1 万 U/ml),快速仪器试验法使用较少,本书不多做介绍。

传统的青霉素皮试的方法,见表 6-1。注意事项:①极少数高敏患者可在皮肤敏感试验时发生过敏性休克,常于注射后数秒钟至 5 分钟内出现,应立即按照过敏性休克抢救方法进行救治。②试验用药含量要准确,配制后在冰箱中保存时间不应超过 24 小时。③皮试阴性不能完全排除过敏反应的可能。④未常规采用阳性对照,不能排除假阴性结果。⑤4~6 周内发生过 β 内酰胺类药物严重过敏反应的患者如需皮试,建议在反应发生 4~6 周后进行。

使用青霉素类的患者,不论是儿童、成人;不论用药途径是静脉、肌内还是口服,使用前均应进行皮试。口服青霉素类制剂执行使用前皮试的制度有一定的操作困难,尤其是在门诊使用青霉素类制剂的患者,审方药师有时无法判断患者是否连续用药,而且患者对于皮试本身具有一定抵触(例如怕疼、觉得没必要等)。故各医疗机构应根据药品说明书以及《中华人民共和国药典临床用药须知(2020 年版)》的要求,制定好本机构的皮试管理规范。

（二）头孢菌素类药物

头孢菌素类药物与青霉素类药物由于结构具有一定的相似性,故具有交叉过敏。按照《中华人民共和国药典临床用药须知(2020 年版)》《β 内酰胺类抗菌药物皮肤试验指导原则(2021 年版)》,头孢菌素类药物并不需要常规皮试,但是在不同的头孢菌素类药物的说明书中,仍然有一些设定了常规皮试的要求。

如果药品说明书明确提出需要皮试的,在给药应进行皮试,药师也应进行皮试的审核。说明书未明确提出皮试要求的,不应常规进行皮试,但是患者如果既往有明确的青霉素类药物或头孢菌素类药物的 I 型过敏史,而临床必须使用头孢菌素类药物的,则应进行皮试。建议审方药师与医师及时沟通,选择与原过敏药物侧链结构不同的头孢菌素类药物进行皮试(表 6-2),并且需在皮试时做好急救准备,同时获得患者知情同意。表 6-2 显示了部分青霉素类药物与部分头孢菌素类药物的侧链结构的同源性,审方药师可作为向医师提出换药的参考。

头孢菌素类药物皮试必须使用原药配制皮试液,不能用青霉素皮试液代替,也不能用某一种头孢菌素类配制成皮试液做所有头孢菌素类药物的皮肤过敏试验。

（三）其他 β 内酰胺类药物

单环类、头霉素类、氧头孢烯类、碳青霉烯类、青霉烯类等其他 β 内酰胺类抗菌药物,目前无循证证据支持皮试预测作用。可参照头孢菌素类处理。

氨曲南与头孢他啶 C_7 侧链结构相同,有明确头孢他啶或氨曲南过敏史者,应避免使用另一种药物。

表 6-2　β 内酰胺类药物侧链相似性比较

青霉素 C_6 位与头孢菌素类 C_7 位侧链相同或相似		头孢菌素 C_7 位侧链相同或相似		
阿莫西林	哌拉西林	头孢噻吩	头孢泊肟	头孢他啶
氨苄西林	头孢哌酮	头孢西丁	头孢克肟	氨曲南

续表

青霉素 C_6 位与头孢菌素类 C_7 位侧链相同或相似	头孢菌素 C_7 位侧链相同或相似
头孢氨苄	头孢唑肟
头孢克洛	头孢曲松
头孢拉定	头孢噻肟
头孢丙烯	头孢匹罗
头孢羟氨苄	头孢吡肟

资料来源:《β 内酰胺类抗菌药物皮肤试验指导原则(2021 年版)》。

注:同一列内药物具有相同或相似的侧链结构。

二、生物制剂类

白喉抗毒素、破伤风抗毒素、多价气性坏疽抗毒素、肉毒抗毒素、抗蛇毒血清等生物制品,尤其是源自动物血清蛋白的药品,在使用前一般会要求进行皮试。

抗蛇毒血清、抗蝮蛇毒血清、抗五步蛇毒血清、抗银环蛇毒血清、抗眼镜蛇毒血清均需询问马血清制品注射史和过敏史,并做皮肤过敏试验。

此类药物的皮试一般使用氯化钠注射液作为溶媒,将抗毒素按照规定稀释、混匀,在前臂掌侧皮内注射 0.05~0.1ml,观察 30 分钟左右,注射部位无明显反应,或者皮丘直径小于 1cm、红晕直径小于 2cm,同时没有其余不适,即为皮试阴性。

三、其他药物

还有一些药物,例如普鲁卡因、细胞色素 C、青霉胺、降纤酶等,也要求进行皮试。每个药物皮试的要求及内容都有所不同。故将一些常见药物,如碘化油、胸腺肽、鲑降钙素、鱼肝油酸钠注射液等的皮试要求,见表 6-1,可供使用者参考。

另外一些药物,其说明书有明确的皮试要求,例如心脉隆注射液的说明书:使用前先做皮试,皮试阳性者或已知对蜚蠊过敏和对本品过敏者禁用。其皮试方法为:取心脉隆注射液 0.1ml 用 0.9% 氯化钠注射液稀释 1 000 倍制成皮试液,在前臂内侧皮内注射皮试液 0.1ml,观察 20 分钟,若皮丘直径超过 1cm,为阳性反应,皮肤无红肿或虽有轻微红肿但直径小于 1cm 者,为阴性反应。呈阴性反应者方可用药。但应注意如果皮试局部阴性反应,但患者有胸闷、头晕、哮喘、皮肤过敏等症状出现,也不应给予本药物。

故审方药师要对药品说明书的内容熟悉,并根据其内容及时更新审方规则。

第四节　影响皮试的因素和需皮试药物审方存在的问题

药品是否需要皮试以及是否可以进行皮试,与药品本身、药物制剂中的辅料、患者本身疾病状态、合并用药等多种情况有关。

一、影响皮试结果的因素

以下一些情况可能影响皮试结果,或者导致患者出现危险或原发病的加重,如确需皮试则应注意以下情况:①近期发生过速发型过敏反应的患者,尤其是发生过严重过敏反应的患者,例如发生过过敏性休克的患者,不宜进行皮试。②过敏性疾病发作期的患者,应进行临床评估。③有皮肤划痕症、急慢性荨麻疹等皮肤疾病的患者可能出现假阳性反应,建议设立生理盐水的阴性对照。④使用可能影响皮试结果判定的药物应停药一段时间:抗组胺药,全身应用一代抗组胺药至少 2~3 天,二代抗组胺药至少 3~7 天;全身较长时间应用糖皮质激素至少停药 7 天;丙米嗪类抗抑郁药至少停药 7 天;吩噻嗪类抗精神病药至少停药 7 天;β 受体拮抗剂和血管紧张素转换酶抑制剂(ACEI)至少停药 24 小时。

二、目前存在问题

1. 同一通用名的药品,不同厂家的说明书对皮试的要求不统一。例如右旋糖酐 40 葡萄糖注射液的部分说明书:过敏反应的发生率 0.03%~4.7%。过敏体质者用前应做皮试;而另外还有部分说明书:首次使用本品,开始几毫升应缓慢静脉滴注,并在注射开始后严密观察 5~10 分钟,出现所有不正常征象(寒战、皮疹等)都应马上停药。还有少部分药品说明书表述比较模糊,给临床造成一定困扰。我们应充分结合临床,认识到皮试这一操作对于甄别过敏反应的局限性,但也要考虑说明书的法律地位。

2. 药学学科发展与皮试规范不协调。药学学科飞速发展,对于药物皮试的机制、表现、结果等认识逐渐深入,但是某些皮试的规范还未及时更新。例如口服青霉素的皮试,可逐渐探索免皮试的科学性与可行性。

第五节　常见处方审核案例详解

案例 1
【处方描述】

性别:女　　　　　　　　　　年龄:50 岁

临床诊断:左耳急性外耳道炎。

处方内容:

0.9% 氯化钠注射液 10ml + 注射用阿莫西林钠克拉维酸钾 0.6g　c.t.

0.9% 氯化钠注射液 100ml + 注射用阿莫西林钠克拉维酸钾 1.2g　q.d. i.v.gtt.

【处方问题】皮试方法不合理:注射用阿莫西林钠克拉维酸钾皮试方法不合理。

【机制分析】

(1)阿莫西林克拉维酸钾属于青霉素类药物,使用前应使用青霉素皮试,而不是阿莫西林克拉维酸钾的原液皮试。故属于皮试方法不合理。

(2)药师应同时对皮试结果进行审核。

【干预建议】建议选择青霉素皮试,标明皮试结果。

案例 2
【处方描述】

性别:女　　　　　　　　　　年龄:33 岁

临床诊断:肺部感染、荨麻疹。

处方内容:

注射用青霉素钠 0.96g+0.9% 氯化钠注射液 10ml　c.t.

0.9% 氯化钠注射液 250ml + 哌拉西林他唑巴坦粉针 2.5g　q.d. i.v.gtt.

【处方问题】皮试缺乏阴性对照:荨麻疹对皮试结果可产生影响。

【机制分析】《β 内酰胺类抗菌药物皮肤试验指导原则(2021 年版)》提示皮肤反应性增高(如部分荨麻疹、皮肤肥大细胞增多症)的患者可出现假阳性反应。影响结果判读,应以生理盐水作为阴性对照。

患者诊断荨麻疹,应根据情况选择阴性对照。

【干预建议】建议医师设立皮试阴性对照(一般建议使用生理盐水),标明皮试结果。

案例3
【处方描述】

性别:女　　　　　　　　　年龄:60 岁

临床诊断:肺部感染。

处方内容:

0.9%氯化钠注射液200ml＋注射用哌拉西林钠他唑巴坦钠9g　b.i.d. i.v.gtt.

【处方问题】必须做皮试的药品使用前未进行皮试:注射用哌拉西林钠他唑巴坦钠属于青霉素类药物,使用前未进行皮试。

【机制分析】哌拉西林钠他唑巴坦钠属于青霉素类药物,使用前需要进行青霉素皮试。

【干预建议】建议医师修改处方,增加青霉素皮试,标明皮试结果。

案例4
【处方描述】

性别:男　　　　　　　　　年龄:13 岁

临床诊断:急性扁桃体炎。

处方内容:

阿莫西林克拉维酸钾片　　　228.5mg　　　b.i.d.　　　p.o.

【处方问题】必须做皮试的药品使用前未进行皮试:阿莫西林克拉维酸钾片属于口服青霉素类药物,使用前未进行皮试。

【机制分析】

(1)阿莫西林克拉维酸钾属于青霉素类药物,使用前需要进行青霉素皮试。

(2)口服青霉素制剂在临床使用的皮试问题,受到了比较广泛的关注,一些医疗机构有免皮试的规定,也有一些医疗机构并未完全执行使用前必须做皮试的要求。口服青霉素是否可以免皮试,应该得到更多的关注和研究。

【干预建议】临床医师在用药前必须详细询问患者的过敏史,并应开具皮试要求和标明皮试结果。

案例5

【处方描述】

性别:女　　　　　　　　　　年龄:32 岁

临床诊断:化脓性扁桃体炎;过敏性鼻炎。

处方内容:

氯雷他定分散片	10mg	t.i.d.	p.o.
0.9% 氯化钠注射液	250ml + 注射用青霉素钠 640 万 U(皮试阴性后使用)		q.8h.　i.v.gtt.

【处方问题】

(1)做皮试的药物不明确:注射用青霉素钠为青霉素类药物,使用前做皮试的药物不明确。

(2)合用药物影响皮试结果的判断:氯雷他定影响皮试结果的判断。

【机制分析】

(1)使用青霉素治疗化脓性扁桃体炎,使用前应注明是何药皮试,而不是笼统地写皮试阴性后使用。

(2)《β 内酰胺类抗菌药物皮肤试验指导原则(2021 年版)》指出:使用二代抗组胺药需停药 3~7 天。患者因过敏性鼻炎使用二代抗组胺药氯雷他定,但本药可能影响皮试结果,应停药 3~7 天再进行皮试。故属于用法、用量不适宜、联合用药不合理。

【干预建议】

(1)写明做皮试的药物。

(2)建议二代氯雷他定抗组胺药停药 3~7 天再进行皮试,如临床用药不能满足停药条件,可换用另外一种不需要皮试的药物,如头孢菌素类药物。

案例6

【处方描述】

性别:男　　　　　　　　　　年龄:59 岁

临床诊断:肺炎(青霉素过敏史阳性)。

处方内容:

复方氯化钠注射液 250ml + 注射用头孢呋辛 1.5g　q.8h.　i.v.gtt.

【处方问题】具有明确皮试要求的患者未进行皮试:患者有青霉素过敏

史,使用头孢菌素类药物前未进行皮试。

【机制分析】

(1)用头孢菌素类药物前,不需要常规给予皮试。但是患者有明确的青霉素类药物或头孢菌素类药物Ⅰ型(速发型)过敏史患者,如临床确有必要使用头孢菌素类药物,并具有专业人员、急救条件,在获得患者知情同意后,建议选择与过敏药物侧链结构不同的头孢菌素类药物进行皮试和治疗。既往仅皮试阳性的患者,并非皮试的禁忌证。

(2)头孢菌素类药物的皮试浓度2mg/ml。

【干预建议】建议详细询问患者过敏情况,可在密切观察基础上选择合适的头孢菌素类药物进行皮试,皮试结果阴性后可用药。

案例7
【处方描述】

性别:男　　　　　　　年龄:60 岁
临床诊断:膀胱肿瘤。
处方内容:
注射用 A 群链球菌 5KE
灭菌注射用水　　　　　500ml　　q.d.　　膀胱灌注

【处方问题】必须做皮试的药品使用前未进行皮试:注射用 A 群链球菌中含青霉素,使用前必须进行皮试。

【机制分析】注射用 A 群链球菌的主要成分为经青霉素处理的 A 群溶血性链球菌的冻干品。腔内治疗对恶性胸腔积液疗效明显。本品含青霉素,使用前应做青霉素皮试。

【干预建议】开具皮试要求和标明皮试结果。

案例8
【处方描述】

性别:男　　　　　　　年龄:35 岁
临床诊断:肝豆状核变性;器质性精神障碍。
处方内容:
青霉胺片　　　　　　　0.5g　　q.i.d.　　p.o.

【处方问题】必须做皮试的药品使用前未进行皮试:青霉胺使用前未进行

皮试。

【机制分析】青霉胺适用于重金属中毒、肝豆状核变性、胱氨酸尿及其结石。对青霉素过敏患者,对本品可能有过敏反应,使用本品前要求做青霉素皮肤试验。

【干预建议】处方开具青霉素皮试,皮试结果为阴性时才能使用。

案例 9

【处方描述】

性别:女　　　　　　　　年龄:55 岁
临床诊断:骨质疏松(青霉素过敏史)。
处方内容:
0.9% 氯化钠注射液 10ml + 鲑降钙素注射液 50IU　q.d.　i.m.

【处方问题】必须做皮试的药品使用前未进行皮试:鲑降钙素注射液使用前未进行皮试。

【机制分析】鲑降钙素注射液用于治疗骨质疏松症。鲑降钙素是一种多肽,使身体易发生系统性的过敏反应,曾有过敏性休克的个案报道。在一般的情况下,使用本品前是不需要作皮试的,但若有对任何多种药物过敏史的患者,治疗用药前必须使用稀释后的无菌鲑降钙素注射液做皮试,皮试结果阴性后使用才安全。处方中由于患者曾有青霉素类药物的过敏史,为减少患者发生不良反应的风险,应先进行皮试。

【干预建议】开具皮试试验,结果为阴性后用药。抽取 0.2ml 本品注射液(50IU/ml),用 5% 葡萄糖或生理盐水稀释至 1.0ml,充分混匀后,在前臂内侧给予 0.1ml 皮内注射。注射后观察 15 分钟,出现中度红斑或水疱则视为阳性反应,不适合本品治疗。

案例 10

【处方描述】

性别:女　　　　　　　　年龄:54 岁
临床诊断:左足外伤。
处方内容:
0.9% 氯化钠针注射液 10ml + 马破伤风免疫球蛋白注射液　1 500IU
p.r.n.　i.m.

【处方问题】必须做皮试的药品使用前未进行皮试:马破伤风免疫球蛋白注射液使用前未进行皮试。

【机制分析】使用马破伤风免疫球蛋白注射液前必须先做过敏试验并详细询问既往过敏史。凡本人及其直系亲属曾有支气管哮喘、花粉症、湿疹或血管神经性水肿等病史,或对某种物质过敏,或本人曾注射马血清制剂者,均须特别提防过敏反应的发生。

【干预建议】开具马破伤风免疫球蛋白针皮试。

用氯化钠注射液将本品稀释 10 倍(0.1ml 本品加 0.9ml 氯化钠注射液),在前臂掌侧皮内注射 0.05ml,观察 30 分钟。注射部位无明显反应者,即为阴性,可在严密观察下直接注射本品。如注射部位出现皮丘增大、红肿、浸润,特别形似伪足伴有痒感者,为阳性反应,必须用脱敏法进行注射。如注射局部反应特别严重或伴有全身症状,如荨麻疹、鼻咽刺痒、喷嚏等,则为强阳性反应,应避免使用本品。如必须使用时,则应采用脱敏注射,并做好抢救准备,一旦发生过敏休克,立即抢救。无过敏史者或过敏反应阴性者,也并非没有发生过敏休克的可能。为慎重起见,可先注射小量于皮下进行试验,观察 30 分钟,无异常反应,再将全量注射于皮下或肌内。

脱敏注射法:在一般情况下 2ml 用氯化钠注射液将本品稀释 10 倍,分小量数次进行皮下注射,每次注射后观察 30 分钟。第 1 次可注射 10 倍稀释的本品 0.2ml,观察无发绀、气喘或显著呼吸短促、脉搏加速时,即可注射第 2 次 0.4ml,如仍无反应则可注射第 3 次 0.8ml,如仍无反应即可将安瓿中未稀释的本品全量进行皮下注射或肌内注射。有过敏史或过敏试验强阳性者,应将第 1 次注射量和以后的递增量适当减少,分多次注射,以免发生剧烈反应。门诊患者注射本品后,须观察 30 分钟才可离开。

(王颖彦 肖 焕 李茹冰)

参考文献

[1] 吴新荣,杨敏.药师处方审核培训教材.北京:中国医药科技出版社,2019.

[2] BROCKOW K, GARVEY L H, ABERER W, et al. Skin test concentrations for systemically administered drugs--an ENDA/EAACI Drug Allergy Interest Group position paper. Allergy, 2013, 68 (6): 702-712.

[3] 吴新民,薛张纲,王俊科,等.围术期过敏反应诊治的专家共识.中国继续医学教育,2011, 3 (10): 129-130.

[4] 国家药典委员会.中华人民共和国药典临床用药须知:2020 年版.化学药和生物制品卷.北京:中国医药科技出版社,2022.

[5] MIRAKIAN R, LEECH S C, KRISHNA M T, et al. Management of allergy to penicillins

and other beta-lactams. Clin Exp Allergy, 2015, 45 (2): 300-327.

［6］孟娟, 王良录. 青霉素过敏及诊断方法. 中华临床免疫和变态反应杂志, 2016, 10 (4): 412-420.

［7］SOGN D D, EVANS R 3rd, SHEPHERD G M, et al. Results of the National Institute of Allergy and Infectious Diseases Collaborative Clinical Trial to test the predictive value of skin testing with major and minor penicillin derivatives in hospitalized adults. Arch Intern Med, 1992, 152 (5): 1025-1032.

［8］JOHANSSON S G, HOURIHANE J O, BOUSQUET J, et al. A revised nomenclature for allergy. An EAACI position statement from the EAACI nomenclature task force. Allergy, 2001, 56 (9): 813-824.

［9］中华人民共和国国家卫生健康委员会. β 内酰胺类抗菌药物皮肤试验指导原则 (2021 年版). 中国实用乡村医生杂志, 2021, 28 (5): 1-4.

第七章
静脉药物处方审核案例详解

第一节　静脉药物概述

一、静脉药物治疗

（一）静脉药物概念

静脉药物是指通过静脉推注方式和静脉滴注方式给予的药物。

注射剂（injection）是静脉药物的剂型，系指原料药物或与适宜的辅料制成的供注入体内的无菌制剂，可分为注射液、注射用无菌粉末及注射用浓溶液等。

静脉滴注给药一般使用输液（infusion），是指由静脉滴注输入人体内的大剂量注射液，一次给药在 100ml 以上，生物制品一般不少于 50ml，包装于玻璃瓶、塑料瓶或软袋中，不含防腐剂或抑菌剂。

（二）静脉药物治疗概念

静脉药物治疗是将有治疗和营养支持作用的药物，如电解质液、抗感染药、抗肿瘤药、血液制品、血浆代用品、中药注射剂、营养物质等通过静脉注射方式或加入载体溶媒中静脉滴注。不包括其他途径的注射，如肌内注射、皮下注射等。

静脉药物治疗按照药物种类分为普通输液药物治疗、抗感染药物治疗、全静脉营养药物治疗、细胞毒药物治疗、中药注射剂药物治疗和其他药物治疗等。按照给药方式分为静脉滴注和静脉推注两种主要方式。静脉滴注是将一种或几种药物溶解或稀释于适当体积载体溶媒中给予；静脉推注是将药物通过注射器给予。两种给药途径在药物作用时间、体内药物浓度等方面有区别，可根据患者疾病的治疗需要进行选择。

（三）静脉药物治疗特点

1. 药物起效迅速、剂量准确。静脉药物临床应用时以液体状态注射进入人体血管、血液循环,故吸收快,起效迅速,可迅速补充身体所丧失的液体或血液,调节体内酸碱平衡,适用于抢救危重症患者。且静脉药物由于不经过胃肠道,不受消化液及食物的影响,故剂量准确、作用可靠、易于控制。

2. 适用于不宜口服的药物。某些药物不易被胃肠道吸收,或具有刺激性,或易被消化液破坏,这些药物制成注射剂使用可满足治疗需要。

3. 适合于不能口服的患者。术后禁食、昏迷等状态的患者,或消化系统疾病的患者均不能口服给药,宜采用静脉给药或其他注射给药途径。

4. 静脉药物治疗如未按规范操作,可能产生输液反应、热原反应及全身性的感染。

5. 药物过量或滴速过快,易产生不良反应,甚至危及生命。

6. 持续性过量输注,易造成体内循环负荷过重、电解质失衡。

7. 错误的静脉用药易产生严重的不良后果。

(四)静脉药物的不良反应和预防

1. 静脉药物的常见不良反应

(1)静脉药物常见的不良反应类型:《根据国家药品不良反应监测年度报告(2020年)》,2020年药品不良反应/事件报告中,注射给药占56.7%,而注射给药中,静脉注射给药占91.1%。

静脉药物直接进入血液,缺少人体消化道和防御系统屏障作用,同时加上与静脉药物溶液相关的内毒素、微粒、pH、渗透压等影响,发生不良反应和对机体组织造成伤害的风险大于口服、肌内注射、皮下注射等给药方式。

静脉药物常见的不良反应有发热、过敏、血栓性静脉炎、急性肺水肿、空气栓塞、疼痛等。主要临床表现有过敏反应、过敏性休克、消化道反应、神经反应、头晕胸闷、听神经损害、腹泻、腹痛、局部组织渗漏、发红、恶心呕吐、水疱、坏死等。以过敏反应尤其皮疹多见,其次是各种药疹,主要为变态反应所致,而常用药物本身为全抗原和半抗原,进入人体后易引起变态反应。

(2)引起静脉药物不良反应的常见药物类别

1)抗感染药物注射剂:临床用于抗感染治疗,使用率较高,也极易发生药物不良反应。有报道显示,药物引起的不良反应中抗感染药物的不良反应发生率占72%,居药物种类首位,其中青霉素类药物过敏反应发生率最高。因此,需要加强对抗感染药物不良反应的监测及使用的监管。

2)中药注射剂:发生不良反应程度通常比较严重。静脉用中药注射剂是以中药材为原料,经提取、分离、精制等步骤制成的静脉用制剂。具有药效发挥快、剂量较准确的特点。但中药注射剂成分复杂,其中有些是容易引起过敏的成分,某些中药注射剂的毒理作用、不良反应、配伍禁忌和药物相互作用尚未清楚,临床应用安全性资料不全,内在质量不稳定等,也存在临床使用证候不适宜,药物配伍不当,患者个体差异等因素影响,导致疗效不稳定,不良反应发生概率高且较严重,因此,中药注射剂用于静脉药物治疗发生严重不良反应或事件较多见,是临床静脉用药不良反应高发的药物制剂,应重点关注。

2. 静脉药物不良反应的预防

(1)选择合理的给药途径:根据患者病情和治疗需要选择适当的药物制剂和给药途径。能口服给药的就不用注射给药,能肌内注射给药就不用静脉注射给药。可减少或减轻不良反应的发生。

(2)正确选用药物和用法用量:正确选用静脉用药物和溶媒,掌握静脉药物配伍禁忌,按说明书用药。如超说明书用药,应有国内外权威的循证医学和药学的依据。

(3)抗菌药物的合理使用:合理使用抗菌药物是指在明确治疗指征下,遵循《抗菌药物临床应用指导原则》,选用适宜的抗菌药物、剂量和疗程,达到杀灭致病菌、控制感染目的,同时防止或减少不良反应发生。药师应认真审核处方和医嘱,实施药学监护,发现非预期、严重的不良反应及时提出预警,并采取有效防控措施。

(4)中药注射剂的合理使用:静脉用中药注射剂应辨证施治,严格按说明书剂量和疗程。用药前了解患者用药史和药物过敏史,特殊人群,如老年人、儿童、孕产妇及有肝肾疾病的患者等应慎用。药师应严格审核处方、剂量、疗程、调配要求、给药浓度、给药速度、给药方案的合理性等,避免超说明书规定用药;同时做好用药监护,建立不良反应监控制度,协助处理药物非预期的或严重的不良反应。

(五)静脉药物治疗原则和注意事项

1. 正确选择给药途径 临床药物治疗应根据药物和制剂的特点,结合患者的身体及疾病等情况,选择合理的给药途径。原则是口服给药能达到治疗目的的,就不用注射给药;能用肌内注射给药的,就不用静脉注射给药。

2. 静脉用药应重视安全保障 静脉用药是临床常用的给药方法,尤其用在抢救危重症患者。由于用药后药物作用速度快且难以逆转,给药不当可能给患者带来较大风险,不良反应发生率也较高,因此静脉用药应监测和保障安全。

3. 影响静脉用药安全的主要因素 主要为患者身体和疾病情况、脏器功能、药物特点、药物相互作用、药物配伍禁忌等,应根据患者情况和药物特点,选择适宜的药物,确定用药剂量、给药方案,给药后注意监测,根据情况调整给药方案。

静脉用药过程中如果发生用药错误往往产生严重的医疗后果。用药错误是指药物在临床使用及管理全过程中出现的任何可以防范的用药疏失,这些疏失可导致患者发生潜在的或直接的损害。

二、静脉药物的配伍和配伍稳定性

(一)静脉药物的配伍

药物配伍(compatibility of drugs)是药剂制备或临床用药过程中,将两种或两种以上药物联合使用或混合配制,包括一种药物与溶媒的混合。

静脉药物的配伍指两种或多种静脉药物混合在一起同时使用或联合使用在体内同时存在。静脉药物配伍的结果是产生配伍禁忌或配伍相容。

配伍相容性(compatibility)是指两种或多种药物在体外同一容器(输液袋、输液瓶、雾化装置等)中或同一输液管路中混合配伍时,其物理相容性(颜色变化、沉淀、相分离、pH 变化、渗透压变化等)或化学稳定性(配伍后发生化学反应导致药物浓度变化、新化合物产生等)的特征。如果存在物理不相容和 / 或化学不稳定,则称之为配伍禁忌(drug incompatibility);如果存在物理相容性和化学稳定,则是配伍相容。

(二)药物配伍禁忌及影响静脉用药配伍稳定性的因素

1. 药物配伍禁忌 药物配伍禁忌分为物理性、化学性和药理性 3 类。物理性配伍禁忌是指药物配伍后发生了物理性状变化,如某些药物配伍后增加了制剂的吸湿性,不利于储存。化学性配伍禁忌是指配伍过程中发生了化学变化,如发生沉淀反应、中和反应、氧化还原反应、变色反应、水解反应、聚合反应等,使药物变性失效或毒性增加,如铵盐及乌洛托品与碱类药物混合可产气体。药理性配伍禁忌系指药物配伍后使药物的疗效降低或者消失,或产生毒副作用,甚至产生危及生命的药理学配伍变化。

2. 影响静脉用药配伍稳定性的因素 药物溶于溶媒后输注或滴注是药物治疗的一种常用给药途径,静脉用药的溶媒中加入的两种或多种药物之间发生化学或物理的相互作用,使药物理化性状产生变化,造成药物在输液瓶、袋、管内配伍禁忌,以及静脉药物的稳定性问题,是静脉药物配伍特别需要考虑和重视的。

(1)溶媒因素:静脉药物溶解或稀释,因溶媒选择不适宜,制剂中的药物、附加剂等在溶媒中不溶解或溶解度下降、不稳定,产生配伍禁忌。

(2)药物与溶媒或药物与药物之间发生反应:静脉药物配伍不当,药物与溶媒或药物与药物相互之间产生酸碱反应、氧化还原反应、水解反应、降解反应、聚合反应、络合反应、盐析反应、沉淀反应等。

(3)药物对输液溶液的降解:一些输液溶液如脂肪乳、甘露醇注射液等可被添加的药物所降解,造成输液溶液成分的不稳定或性状改变。

(4)静脉药物在输液容器中被吸附:一些输液容器由高分子材料构成,容器对一些药物如抗肿瘤药、镇痛药、免疫调节药、生物制剂等有吸附作用,使药物有效成分损失。

3. 医嘱审核注意事项 审方药师在对静脉用药的医嘱进行审核时,除了用法用量,药物相容性审查也至关重要,主要有以下几个方面。

(1)是否有理化性配伍禁忌:首先主要需注意酸碱性药物的配伍问题,如生物碱盐(如盐酸吗啡)溶液,碱性药物可使生物碱析出;酸性的维生素C溶液与碱性的苯巴比妥钠配伍,能使苯巴比妥析出,同时维生素C部分分解;四环素类药物与青霉素钠(钾)配伍,可使后者分解,生成青霉素酸析出;青霉素与普鲁卡因、异丙嗪、氯丙嗪等配伍,可产生沉淀等。其次是避免出现沉淀或混浊的配伍,如头孢曲松钠与葡萄糖酸钙配伍,出现混浊,配伍使用出现致命的毒性;环丙沙星与氨茶碱配伍,出现沉淀。再次是避免配伍后变色,如阿昔洛韦与低分子右旋糖酐配伍会变色。

(2)是否有药理性配伍禁忌:即配伍药物的疗效互相抵消或降低,或毒性增强。药理作用互相对抗的药物不宜配伍,如中枢兴奋药与中枢抑制药、升血压药与降血压药、扩瞳药与缩瞳药、泻药与止泻药、止血药与抗凝血药等。或配伍使药物毒性增强,则不宜配伍,如阿米卡星与呋塞米配伍,使耳毒性增强。

(3)是否合理安排输液顺序:对存在配伍禁忌的两组输液,在使用时应间隔给药;序贯给药的两组输液之间,应开具葡萄糖注射液或生理盐水冲洗输液管过渡。

(4)某些药物应单独使用:如抗菌药物注射剂,或成分复杂的中药注射剂,原则上只能用适宜的溶媒配伍单独使用,不得与其他药物相混。

由于药物种类多、患者病情复杂,常需联合用药。输液中加有2~3种甚至4~5种药物的现象屡见不鲜,多种药物间的配伍问题是药师审方经常遇到也是较为棘手的问题。在某些情况下肉眼观察不到异常,但并不表示配伍没有问题,微粒倍增现象随着添加药物的增多或pH的改变而出现,输液反应的发生与此有关。因此应该尽量做到一种溶媒中只加一种药物,确保配伍安全。

三、静脉药物处方审核依据和处方审核操作规程

(一)静脉药物处方审核依据

静脉药物处方审核依据主要有国家药品管理相关法律法规和规范性文件;临床诊疗规范、指南、临床路径;《中华人民共和国药典临床用药须知(2020年版)》、国家处方集;药品说明书;规范的合理用药审方系统和研究文献。

除以上审核依据外,各医疗机构可以结合实际,由药事管理与药物治疗学

委员会充分考虑患者用药安全性、有效性、经济性、依从性等综合因素,参考专业学(协)会及临床专家认可的临床规范、指南等,制定适合本机构的临床用药规范、指南,为处方审核提供依据。

(二)静脉药物处方审核操作规程

负责处方或用药医嘱审核的药师逐一审核患者静脉药物处方或医嘱,确认其正确性、合理性与完整性。主要审核内容和操作规程如下。

1. 形式审查　处方或用药医嘱内容应当符合《处方管理办法》《病例书写基本规范》的有关规定,书写正确、完整、清晰、无遗漏信息。

2. 分析鉴别临床诊断与所选用药品的相符性。

3. 确认所选药品品种、规格、给药途径、用法、用量的正确性与适宜性,防止重复给药。

4. 确认静脉药物配伍的适宜性,分析药物的相容性与稳定性。

5. 确认选用溶媒的适宜性。

6. 确认静脉用药与包装材料的适宜性。

7. 了解患者的药物过敏史,确认药物皮试结果和药物严重或者特殊不良反应等重要信息。

8. 需与医师进一步核实任何疑点或未确定的内容。

对处方或用药医嘱存在错误的,应当及时与处方医师沟通,请其调整并签名。因病情需要的超剂量等特殊用药,医师应当再次签名确认。对用药错误或者不能保证成品输液质量的处方或医嘱应当拒绝调配。

第二节　常用静脉药物种类及审方要点

一、输液类药物

(一)分类

通常来说,输液按容量大小可以分为大容量输液和含药小容量输液。大容量输液是指超过100ml、经静脉滴注输入体内的灭菌注射剂。在临床上主要用于调整体内水和电解质以及酸碱平衡,提供人体必需的碳水化合物、脂肪、氨基酸以及维生素等营养成分,维持循环血容量以及降低颅内压等;同时也是静脉药物治疗的载体,供加入各种药物进行静脉输液治疗。含药小容量输液,又称为治疗型小输液,是指容积在100ml以下的输液剂,由治疗药、附加剂、溶媒及容器所组成的,并采用避免污染和灭菌等工艺制备的一种制剂。含药小容量输液相对于普通输液来说,由于其不需要调配,无须添加其他溶媒,剂量准确,可有效避免二次污染,使用方便快捷。常用输液如表7-1所示。

表 7-1 常用输液种类、作用和药物举例

输液种类	作用	常用药物
电解质类输液	补充水和电解质	氯化钠、复方氯化钠、乳酸钠林格液等
酸碱平衡类输液	维持酸碱平衡	碳酸氢钠、乳酸钠、醋酸钠等
营养类输液	补充营养,供给热能	葡萄糖、氨基酸、脂肪乳等
血容量扩张剂类输液	增加循环血量,维持血压,改善微循环	右旋糖酐、羟乙基淀粉等
含药小容量输液	治疗各类疾病	抗感染药、心血管治疗药、抗肿瘤药、中药注射剂等

　　大容量输液一般用作注射剂(含药小容量输液、粉针等)的稀释溶媒或是直接予以输注。我们需要关注的是输液的成分以及 pH 等。最常见的溶媒选择是氯化钠注射液和葡萄糖注射液。

　　氯化钠注射液,《中华人民共和国药典》(以下简称《中国药典》)(2020 年版)规定其 pH 范围为 4.5~7.0,近中性。氯化钠注射液为电解质补充药物,可用于各种原因所致的失水和失钠。钠和氯是机体重要的电解质,主要存在于细胞外液,对维持正常的血液和细胞外液的容量和渗透压起着非常重要的作用。正常血清钠浓度为 135~145mmol/L,占血浆阳离子的 92%,总渗透压的 90%,故血浆钠量对渗透压起着决定性作用。正常血清氯浓度为 98~106mmol/L,人体中钠、氯离子主要通过下丘脑、神经垂体和肾脏进行调节,维持体液容量和渗透压的稳定。作为药物溶剂和稀释剂时,最广泛使用的是 0.9% 氯化钠注射液,为等渗溶液。

　　葡萄糖注射液,《中国药典》(2020 年版)中 pH 范围为 3.2~6.5,偏酸性。葡萄糖注射液为营养类注射液,可用于补充能量和体液。葡萄糖是人体主要的热量来源之一,每 1g 葡萄糖可产生 4kcal(16.7kJ)热量,故被用来补充热量,治疗低血糖。规格有 5%、10%、50% 等的浓度,其中作为药物溶剂和稀释剂时,最广泛使用的是 5% 葡萄糖注射液。

　　除了以上两种含有单一成分的注射液,还有复方氯化钠注射液,混合糖电解质注射液等含多种成分的注射液,在病情无特别需求的情况下,并不建议将其用作常规的药品稀释剂。

　　(二)滴注速度的临床意义

　　临床治疗不仅对静脉输液的种类和输液量有一定要求,而且对滴注速度(简称"滴速")也有一定要求。合理的滴速是保障输液治疗效果和安全的重要措施。

如果滴速过快,可使循环血量突然增加,加重心脏负担,引发心衰和肺水肿;此外,药物的血药浓度升高过快,超出安全治疗范围,可产生毒性作用,特别是一些治疗指数小、毒性作用大的药物。如果滴速过慢,可能使血药浓度低于治疗浓度,从而达不到抢救和治疗的效果。

影响滴速的因素包括药物因素和患者因素。

1. 药物因素　药物因素包括药物种类、药液的渗透压、药液浓度、药物的刺激性及药物的药动学和药效学性质。

(1)药物种类:不同药物,其滴速有不同的要求。例如氯化钾属于须注意滴速的药物。除了易引起刺激性疼痛外,静脉给药过量或滴速过快均可引起高钾血症。患者表现为四肢无力,手脚口唇发麻,呼吸乏力及呼吸困难,心率减慢,心律失常,严重者可出现心脏停搏,甚至死亡等严重后果。氯化钾静脉给药时,用于补钾浓度一般不超过 0.3%,速度不超过 0.75g/h(10mmol/h),否则不仅可引起局部刺激症状,还有导致心脏停搏的风险。在体内缺钾引起严重快速室性异位心律失常时,如尖端扭转型室性心动过速,短阵室性心动过速、反复发作多形性室性心动过速,心室扑动等威胁生命的严重心律失常时,钾盐浓度要高(0.5%,甚至 1%),滴速要快,1.5g/h(20mmol/h),补钾量可达每日 10g或 10g 以上。但需严密动态观察血钾及心电图等,防止高钾血症发生。

(2)药液的渗透压:人体血浆渗透浓度约为 313mmol/L。低渗性溶液过快输入,可能导致肺水肿或充血性心衰;高渗溶液过快输入可引起渗透性利尿造成脱水,导致静脉炎等。

氨基酸和脂肪乳常常应用于肠外营养,此类药物的渗透压也超过了人体正常的渗透压。因此,这些药物若滴度过快,可造成头晕、呕吐、低血压、心动过缓症状。复方氨基酸(18AA)在使用时滴速应缓慢,成人约 100ml/h,滴速太快可导致氨基酸从肾脏大量丢失而出现不良反应。复方氨基酸(18AA)5%1 000ml 一般适宜输注时间为 5~7 小时,约每分钟 35~50 滴;8.5% 或 11.4%1 000ml 的适宜输注时间至少是 8 小时,约每分钟 30~40 滴。10%、20% 脂肪乳注射液(C$_{14\sim24}$)500ml 的滴注时间不少于 5 小时。

(3)药液浓度:一般药物浓度越高、密度越大,每毫升的液滴数量也越多,滴速应相应减慢。

(4)药物的刺激性:输入对血管刺激性较强的药物如高渗葡萄糖、化疗药物时,应适当减慢滴速,尽量减少药物刺激对血管的损害。

(5)药物的药动学和药效学性质:根据药效学、药动学性质设置合理的输液速度,以维持有效的血药浓度,减少不良反应。

抗菌药物的合理使用应遵循 PK/PD 原则。β 内酰胺类抗生素(繁殖期杀菌剂),宜高浓度快速输入,短时间内达到较高血药浓度,减少药物降解。如青霉素钠静脉输注给药时,宜将一次剂量的药物溶于约 100ml 输液中,于 0.5~1 小时内滴完。应使静脉滴速<50 万 U/min,避免发生中枢神经系统反应。如果采用的是青霉素钾,速度则不可太快,注意血钾水平和输液中钾含量,防止过量引发不良反应。氨基糖苷类一日 1 次静脉滴注时,由于其对肾脏和听力的毒性较大,持续高浓度使用所致的耳毒性反应可致永久性耳聋,因此须注意控制滴速。

抗肿瘤药中的奥沙利铂,具有神经系统反应(急性反应、剂量累积性反应、外周感觉神经病变)的不良反应特征,这种速发型感觉异常与注射过程中的药物血浆浓度峰值相关,药动学显示奥沙利铂以 130mg/m^2 连续输注 2 小时,其血浆浓度达峰值,采用减慢滴速,延长输液时间到 5~6 小时的方式,可避免药物浓度峰值过高,降低不良反应。

2. 患者因素　患者因素包括患者年龄、患者病理状态和患者体位。

(1)患者年龄:不同年龄能耐受的滴速不一样。新生儿 4~6 滴 /min,小儿 2~3 滴 /(kg·min),不超过 40 滴 /min。成人 40~60 滴 /min,紧急情况可加快至 80~120 滴 /min。老年人由于心血管系统退行性改变,滴速应适当减慢。

(2)患者病理状态:心、肺、肾功能不全患者不超过 30 滴 /min,同时监测各器官功能;大出血严重脱水患者应迅速滴入,速度控制在 90 滴 /min 左右。

(3)患者体位:一般来说,根据体位,滴速的快慢顺序依次为平卧>穿刺同侧卧位、穿刺对侧卧位>半坐卧位>坐卧位。对医嘱规定时间完成的输液患者和严格控制速度的药物,在巡视中发现患者变换卧位时,应注意调整滴速。

(三) 滴注速度的计算公式

一般 1ml=20 滴

滴速(ml/min)＝ 要求输注剂量(mg/min)/ 输注药物的浓度(mg/ml)

或 = 输液总量(ml)/ 预期输注时间(min)

每分钟滴数(滴 /min)＝ 输液总量(ml)× 每 ml 相当的滴数 / 输注时间(min)

常用输液的滴速与每小时输入量,如表 7-2 所示。

表 7-2　常用输液的滴速

种类	药名	滴速
含钠输液	0.9% 氯化钠	补充细胞外液,100~200ml/h(Na$^+$ 15~30mmol/h)
	10% 浓氯化钠	低钠血症,滴速<20ml/h(50mmol/h)
含钾输液	氯化钾	一般补钾,浓度<0.3%,滴速<0.75g/h;严重心律失常,浓度可 0.5%~1%,滴速 ≤1.5g/h
含钙输液	葡萄糖酸钙	低钙血症,滴速<0.25mmol/min

续表

种类	药名	滴速
酸碱平衡类输液	5% 碳酸氢钠	一般滴速 <8mmol Na$^+$/min，心肺复苏时应快速输注
甘露醇	20% 甘露醇	降颅内压 300ml 15~30 分钟内滴注完 渗透性利尿，10 分钟内给予 100ml，1 小时后根据尿量调整
营养输液	5% 葡萄糖	滴速 <500ml/h
	氨基酸	滴速为 10g/h 或 150~160ml/min
	10% 脂肪乳	20 滴 /min 起始，逐渐增加到 60 滴 /min

二、静脉用抗感染药物

（一）抗感染药物的概念

抗感染药物系指能杀灭或抑制引起人体感染的细菌、病毒和寄生虫的药物，包括抗生素、化学合成的抗菌药、抗结核药、抗麻风病药及抗麻风反应药、抗真菌药、抗病毒药、抗寄生虫药等。

由于静脉用抗感染药物多数集中在抗生素、化学合成的抗菌药、抗真菌药，以及少量的抗病毒药，因此本章主要介绍以上的类型。

（二）常用静脉用抗感染药物的特点及审方要点

1. β 内酰胺类药物　主要包括青霉素类药物、头孢菌素类药物、β 内酰胺酶抑制剂及其复方制剂和碳青霉烯类药物等。

（1）常用静脉用青霉素类药物特点及审方要点见表 7-3。

表 7-3　常用静脉用青霉素类药物特点及审方要点

常用药物	特点	审方要点	备注
青霉素钠 /青霉素钾	主要作用于革兰氏阳性菌，如溶血性链球菌、肺炎链球菌等	1. 静脉滴注时给药速度不能超过每分钟 50 万 U，以免发生中枢神经系统毒性反应。 2. 在水溶液中不稳定，宜现配现用，溶媒宜选择 100ml 0.9% 氯化钠注射液稀释使用	1. 繁殖期杀菌药，时间依赖性抗菌药，应一天多次使用。 2. 用药前须做青霉素过敏试验，有青霉素类药物过敏史或青霉素皮肤试验阳性的患者禁用
氨苄西林	广谱青霉素，对部分肠杆菌科细菌有抗菌活性	静脉滴注溶媒宜选择 0.9% 氯化钠注射液，终浓度不宜超过 30mg/ml	
美洛西林	广谱青霉素，对多数革兰氏阴性杆菌具抗菌活性	静脉注射通常加入 5% 葡萄糖氯化钠注射液或 5%~10% 葡萄糖注射溶解后使用	

(2)常用头孢菌素类药物特点及审方要点见表 7-4。

表 7-4 常用静脉用头孢菌素类药物特点及审方要点

常用药物	特点	审方要点
头孢唑林	第一代头孢菌素类药物，主要作用于需氧革兰氏阳性球菌，可作为围手术期预防用药物	成人一次 0.5~1g，一日 2~4 次，严重感染可增加至一日 6g，分 2~4 次静脉给予。儿童常用剂量：一日 50~100mg/kg，一日 2~3 次
头孢呋辛	第二代头孢菌素类药物，对革兰氏阳性球菌的活性与第一代相仿或略差，对部分革兰氏阴性杆菌亦具有抗菌活性，可作为围手术期预防用药物	成人：一般每日 0.75~1.5g，q.8h.；儿童：每日 30~100mg/kg，分 3~4 次给药。严重时可增至每日总剂量为 3~6g
头孢曲松	第三代头孢菌素类药物，对肠杆菌科细菌等革兰氏阴性杆菌具有强大抗菌作用。清除半衰期约为 8 小时，可一日 1 次。能透过脑脊膜	1. 成人及 12 岁以上儿童：通常剂量是 1~2g，一日 1 次。严重情况剂量可增至 4g，一日 1 次。新生儿（14 天以下）每日剂量为 20~50mg/kg，不超过 50mg/kg，婴儿及儿童（15 天至 12 岁）每日剂量 20~80mg/kg。 2. 静脉滴注：静脉滴注时间至少要 30 分钟。 3. 头孢曲松不得与含钙溶液混合或同时使用
头孢他啶	第三代头孢菌素类药物，除肠杆菌科细菌外，对铜绿假单胞菌亦具较强抗菌活性	1. 成人剂量一般每日 1~6g，q.8h. 或 q.12h.。2 个月以上的儿童一般的剂量范围是每日 30~100mg/kg，分 2~3 次给药。新生儿至 2 个月龄的婴儿：一般剂量为每日 25~60mg/kg，分 2 次给药。 2. 溶媒：使用 0.9% 的氯化钠注射液、5% 葡萄糖注射液或其他批准使用的稀释液
拉氧头孢	氧头孢烯类，用于需氧菌尤其是合并厌氧菌感染效果较为理想	1. 成人每日 1~2g，分 2 次；儿童每日 40~80mg/kg，分 2~4 次；严重感染时，成人可增至每日 4g，儿童每日 150mg/kg，分 2~4 次给药。 2. 静脉注射时，本品 0.5g 以 4ml 以上的灭菌注射用水、5% 葡萄糖注射液或 0.9% 氯化钠注射液溶解，充分摇匀，使之完全溶解
头孢美唑	头霉素类，抗菌作用与第二代头孢菌素相仿，但对脆弱拟杆菌等厌氧菌抗菌作用较头孢菌素类强	1. 成人每日 1~2g，分 2 次给药。儿童每日 25~100mg/kg，分 2~4 次给药。严重感染时，成人可增至 4 g，儿童可增至 150mg/kg，分 2~4 次给药。 2. 静脉注射时，1 g 溶于注射用水、0.9% 的氯化钠注射液或 5% 葡萄糖注射液 10ml 中，缓慢注入。静脉滴注时不得用注射用水溶解药物

（3）常用 β 内酰胺酶抑制剂及其复方制剂的特点及审方要点见表 7-5。

表 7-5　常用静脉用 β 内酰胺酶抑制剂及其复方制剂的特点及审方要点

常用药物	特点	审方要点
哌拉西林钠 / 他唑巴坦钠（8∶1）	1. 适用于因产 β 内酰胺酶而对 β 内酰胺类药物耐药的细菌感染，但不推荐用于对复方制剂中抗菌药物敏感的细菌感染和非产 β 内酰胺酶的耐药菌感染。 2. 可用于铜绿假单胞菌感染	1. 必须缓慢静脉滴注给药 2. 常用剂量为每 8 小时给予 4.5g 本品。每日的用药总剂量根据感染的严重程度和部位增减
头孢哌酮钠 / 舒巴坦钠（2∶1）		1. 每 12 小时给药 1 次。静脉滴注时间应为 15~60 分钟 2. 舒巴坦每日推荐最大剂量为 4g

（4）常用碳青霉烯类药物的特点及审方要点见表 7-6。

表 7-6　常用静脉用碳青霉烯类药物特点及审方要点

常用药物	特点	审方要点
亚胺培南西司他丁	1. 适用于多重耐药但对本类药物敏感的需氧革兰氏阴性杆菌所致严重感染。不宜用于治疗轻症感染，更不可作为预防用药。 2. 可产生肝肾、神经系统方面不良反应。 3. 肾功能减退者应调整或减量使用	1. 每瓶（含 0.5g 亚胺培南）用 100ml 溶媒稀释使用。 2. 静脉滴注的剂量低于或等于 500mg 时，静脉滴注时间应 20~30 分钟，如剂量大于 500mg，静脉滴注时间应 40~60 分钟 3. 剂量最多可以增至每日 4g
美罗培南		1. 用 100ml 以上的溶媒溶解 0.25~0.5g。 2. 静脉滴注时间应 15~30 分钟

2. 常用其他抗菌药物特点及审方要点见表 7-7。

表 7-7　常用静脉用其他抗菌药物的特点及审方要点

常用药物	特点	审方要点
氨基糖苷类： 庆大霉素 阿米卡星	1. 对肠杆菌科细菌和铜绿假单胞菌等革兰氏阴性杆菌具强大抗菌活性。 2. 有耳毒性、肾毒性及神经肌肉阻滞作用。 3. 新生儿应尽量避免使用；老年患者慎用	1. 庆大霉素：静脉滴注时将一次剂量加入 50~200ml 的 0.9% 氯化钠注射液或 5% 葡萄糖注射液中，一日 1 次静脉滴注时加入的液体量应不少于 300ml，使药液浓度不超过 0.1%，在 30~60 分钟内缓慢滴入。 2. 阿米卡星：成人一日不超过 1.5g

续表

常用药物	特点	审方要点
糖肽类: 万古霉素 替考拉宁	1. 适用于耐药革兰氏阳性菌所致的严重感染。对革兰氏阴性菌无效。替考拉宁不用于中枢神经系统感染。 2. 具一定肾毒性、耳毒性,避免与各种肾毒性、耳毒性药物合用	1. 万古霉素:0.5g(每瓶)加入10ml注射用水溶解,以至少100ml的生理盐水或5%葡萄糖注射液稀释,每次静脉滴注的时间在60分钟以上。 2. 替考拉宁:用万古霉素后所致"红颈综合征"者仍可使用本品
喹诺酮类: 环丙沙星 左氧氟沙星 莫西沙星	1. 对革兰氏阴性菌作用较好,对革兰氏阳性菌也有作用。 2. 有胃肠道反应、中枢反应、光敏反应,可致关节损害与跟腱炎,影响软骨发育,产生结晶尿、肝损害、心脏毒性等	1. 环丙沙星:每0.2g的滴注时间在30分钟以上。 2. 左氧氟沙星应缓慢滴注,250mg或500mg滴注时间不少于60分钟,750mg不少于90分钟。 3. 莫西沙星0.4g输液时间应为90分钟
硝基咪唑类: 甲硝唑 替硝唑 奥硝唑	用于各种厌氧菌的感染。与乙醇联用产生双硫仑样反应。肝病患者应减量应用	对咪唑类过敏、活动性中枢神经系统疾病、血液病患者禁用;妊娠期或妊娠早期禁用;用药中避免接触含乙醇药物和饮品

3. 常用抗真菌药的特点及审方要点见表7-8。

表7-8　常用静脉用抗真菌药的特点及审方要点

常用药物	特点	审方要点
三唑类: 氟康唑 伏立康唑	广谱抗真菌药。肝药酶抑制剂,与多种药物有相互作用,可使某些药物血药浓度升高	1. 氟康唑:静脉滴注滴速不超过10ml/min。 2. 伏立康唑:静脉滴注的药物浓度不得高于5mg/ml,滴注时间为1~2小时
棘白菌素类: 卡泊芬净 米卡芬净	新型抗真菌药。新型隐球菌对本品天然耐药	1. 卡泊芬净:应静脉缓慢输注约1小时以上,稀释后终浓度不超过0.5mg/ml。最大负荷量和每日维持量不应超过70mg。 2. 米卡芬净:剂量≤75mg时,静脉滴注时间不少于30分钟;剂量>75mg时,静脉滴注时间不少于1小时。切勿使用注射用水溶解本品

4. 常用抗病毒药的特点及审方要点见表7-9。

表 7-9　常用静脉用抗病毒药的特点及审方要点

常用药物	特点	审方要点
阿昔洛韦	用于单纯疱疹病毒感染和带状疱疹。静脉滴注后 2 小时,尿药浓度最高,此时应给患者充足的饮水,防止药物沉积于肾小管内。静脉滴注时宜缓慢,否则可发生肾小管内药物结晶沉淀	1. 每次静脉滴注时间在 1 小时以上。 2. 使用 0.9% 氯化钠注射液或 5% 葡萄糖注射液稀释至至少 100ml,最后药物浓度不超过 7g/L。 3. 急性或慢性肾功能不全者不宜使用本品
利巴韦林	用于呼吸道合胞病毒引起的病毒性肺炎与支气管炎。有较强的致畸作用,孕妇禁用	1. 用 0.9% 氯化钠注射液或 5% 葡萄糖注射液稀释成每 1ml 含 1mg 的溶液。 2. 过敏者禁用,有严重贫血、肝功能异常者慎用

(三)抗感染药物的审方原则

1. 严格掌握抗感染药物适应证、禁忌证。熟悉药物的抗菌谱,选择适宜的初始抗菌药物,根据治疗情况后期再考虑给予调整。

2. 是否按照《抗菌药物临床应用指导原则》,药物抗病原微生物的药效学和药动学特点等选择用药(足够的剂量,合理的给药次数,滴注持续时间等)。

3. 用法、用量、疗程、给药途径、溶媒是否正确。

4. 有无皮试、有无药物相互作用或配伍禁忌。

5. 联合用药适宜性和局部应用指征。考虑联合用药的指征为:①病原体未明的严重感染。②混合感染,感染范围广,判断可能有两种以上病原微生物感染。③单一药物难以控制的感染。④机体深部感染或抗感染药物难以渗透的部位感染。⑤防止或延缓耐药菌株的产生。⑥产生协同而可以减少剂量减轻毒性的联合用药。

6. 围手术期预防应用抗菌药物,尤其是清洁手术,是否需用抗菌药物、药物品种选择以及用药维持时间应当严格把控。

7. 是否执行分级管理制度规定,预备相应的干预措施。

8. 特殊人群选择药物及用量适宜性。

三、肠外营养药物

(一)肠外营养的概念及其组分

肠外营养(parenteral nutrition,PN)是指通过胃肠道以外的途径(即静脉途径)提供营养物质的一种方式。PN 组分包括热量(碳水化合物、脂肪乳)、必需和非必需氨基酸、维生素、电解质、微量元素及水等。

(二) 肠外营养的适应证和禁忌证

1. 适应证

(1) 胃肠道瘘、短肠综合征、肾衰竭、大面积烧伤、严重创伤、严重感染、严重急性胰腺炎患者的营养支持。

(2) 大手术围手术期、呼吸功能衰竭、长期呼吸机辅助呼吸、重症颅脑损伤。

2. 禁忌证

(1) 胃肠道功能正常，适应肠内营养或 5 天内可恢复胃肠功能者。

(2) 不可治愈、无存活希望、临终或不可逆昏迷患者。

(3) 需要急诊手术，术前不宜强求全静脉营养者。

(4) 心血管功能或严重代谢紊乱需要控制者。

(三) 肠外营养要素的作用与需求量

各肠外营养要素的作用与需求量见表 7-10。

表 7-10　肠外营养要素的作用与需求量

营养要素	上市品种	作用	需求量
碳水化合物	葡萄糖注射液	机体最主要的能量底物，提供 50%~70% 的非蛋白质热卡	正常成人每日糖类摄入不应超过 7g/kg，最大输注剂量为 5mg/(kg·min)
脂肪乳	脂肪乳注射液、中/长链脂肪乳、结构脂肪乳、ω-3 鱼油脂肪乳、多种油脂肪乳	为降低高血糖的危险，与葡萄糖组成"双能源系统"提供热量，提供 30%~50% 的非蛋白质热卡，供给必需脂肪酸并促进脂溶性维生素的吸收等	成人常用剂量为 1.2~1.5g/(kg·d)，最大不应超过 2.5g/(kg·d)
氨基酸	复方氨基酸注射液 (3AA、6AA、9AA、15HBC、18AA、20AA 等)、小儿复方氨基酸、丙氨酰谷氨酰胺	提供人体所需的氨基酸，维持机体正氮平衡	正常成人每日氨基酸的基础需要量为 0.8~1.0g/kg，占总能量的 15%~20%
电解质	氯化钾注射液、氯化钠注射液、葡萄糖酸钙注射液、氯化钙注射液、硫酸镁注射液、门冬氨酸钾镁注射液、复合磷酸氢钾注射液、甘油磷酸钠注射液	维持机体内酸碱平衡与渗透压平衡，同时也是维持机体生命及各脏器生理功能的必备条件	钠(80~100mmol)、钾(60~150mmol)、钙(2.5~5mmol)、镁(8~12mmol)、磷(15~30mmol)

续表

营养要素	上市品种	作用	需求量
微量营养素	水溶性维生素、脂溶性维生素、复合维生素、多种微量元素	维生素在体内参与代谢过程,分为水溶性维生素和脂溶性维生素;微量元素参与酶的合成、营养物质的代谢、上皮生长、创伤愈合等生理过程	一般脂溶性维生素每日只需补充 1 支,水溶性维生素可酌情用到 4 支;微量元素制剂有成人用的多种微量元素注射液(Ⅱ),一般每日 1 支
水	0.9% 氯化钠注射液、5% 葡萄糖注射液、葡萄糖氯化钠注射液等	在体内参与一系列的新陈代谢反应,维持机体内环境的稳定	一般成人每日液体生理需要量 30~35ml/kg

(四) 肠外营养药物的主要组分和适应证

1. 氨基酸类制剂　临床常用氨基酸类制剂的主要组分和适应证见表 7-11。

表 7-11　常用氨基酸类制剂的主要组分和适应证

药品名称	主要组分	适应证
复方氨基酸注射液(18AA- Ⅰ)	含酪氨酸、胱氨酸等 18 种 EAA 和 NEAA	适用于改善手术前后患者的营养状况及各种原因所致低蛋白血症者
复方氨基酸注射液(20AA)	含 20 种 AA	适用于预防和治疗肝性脑病;肝病或肝性脑病急性期的静脉营养
复方氨基酸注射液(6AA)	含 3 种 BCAA 和精氨酸、谷氨酸、门冬氨酸	适用于肝性脑病、慢性迁延性肝炎、慢性活动性肝炎及亚急性与慢性重型肝炎引起的氨基酸代谢紊乱
复方氨基酸注射液(3AA)	含 3 种 BCAA	适用于各种原因引起的肝性脑病、肝硬化、慢性活动性肝炎。亦可用于肝胆外科手术前后
复方氨基酸注射液(9AA)	含 8 种 EAA 和组氨酸	适用于急性和慢性肾功能不全患者的肠道外支持;大手术、外伤或脓毒血症引起的严重肾衰竭以及急性和慢性肾衰竭
复方氨基酸(15)双肽(2)注射液	含 18 种 EAA 和 NEAA	适用于中度至重度分解代谢状况的患者
丙氨酰谷氨酰胺注射液	含 $N(2)$-L- 丙 氨 酰 -L-谷氨酰胺	适用于需要补充谷氨酰胺患者的肠外营养,包括处于分解代谢和高代谢状况的患者

续表

药品名称	主要组分	适应证
小儿复方氨基酸注射液(18AA-Ⅰ)	含半胱氨酸、组氨酸等18种 AA,其中 EAA 含量为 55.5%,BCAA 含量为 20%	适用于早产儿、低体重儿的肠外营养,处于烧伤、外伤及手术后等高代谢状态的小儿等
小儿复方氨基酸注射液(19AA-Ⅰ)	含半胱氨酸、组氨酸、牛磺酸等 19 种 AA,其中 EAA 含量为 60%,BCAA 含量为 30%	

注:EAA 为必需氨基酸;NEAA 为非必需氨基酸;BCAA 为支链氨基酸。

2. 脂肪乳制剂　临床常用脂肪乳制剂的主要组分和特点见表 7-12。

表 7-12　常用脂肪乳制剂的主要组分和特点

药品名称	主要组分	特点
中/长链脂肪乳(MCT/LCT)	50% 中链甘油三酯和 50% 大豆油	代谢、供能速度快,发生肝功能损害的风险更低
结构脂肪乳(STG)	75% 混合链甘油三酯和少量 LCT、MCT	不易在血浆中蓄积,较少导致血游离脂肪酸增加和酮症酸中毒,也无明显的神经毒性
多种油脂肪乳(SMOF)	30% 大豆油、30% 中链甘油三酯、25% 橄榄油和 15% 鱼油	供能快,对肝功能影响较小,具有减轻炎症和免疫调节的作用
ω-3 鱼油脂肪乳	精制鱼油和卵磷脂	ω-3 多不饱和脂肪酸代谢速率快,同时鱼油不含植物甾醇成分,可以有效避免肝功能的损伤,具有抗炎和免疫调节等作用

3. 脂溶性维生素　主要组分为维生素 A、维生素 D_2、维生素 E 和维生素 K_1,按组分含量不同分为脂溶性维生素(Ⅰ)和脂溶性维生素(Ⅱ),成人及 11 岁以上儿童适用脂溶性维生素(Ⅱ),11 岁以下的儿童及婴儿建议使用脂溶性维生素(Ⅰ)。

(五) 肠外营养药物的审方注意事项

肠外营养支持的目的是维持和改善机体器官、组织及细胞的代谢与功能,促进患者康复,为保证患者的用药安全以及得到更好的疗效,应关注肠外营养药物是否存在配伍禁忌,各组分的用量、浓度及配比(如热氮比、糖脂比)等是否合理。

1. 电解质浓度　阳离子可中和脂肪颗粒上磷脂的负电荷,使脂肪颗粒互相靠近,发生聚集和融合。阳离子的浓度越高,脂肪乳越不稳定,而阳离子一般价数越高,对脂肪乳的"破乳"作用越大。控制肠外营养制剂中的一价阳离子浓度在 ≤150mmol/L、二价阳离子浓度 ≤10mmol/L 为宜。另外从安全性考虑,K^+ 浓度<45mmol/L,浓度过高输注时易刺激静脉内膜引起疼痛,甚至发生静脉炎,且易引起其他不良反应。电解质实际需要量应根据临床情况进行调整,如在胃肠道丢失时应增加,肾衰竭或血电解质水平偏高时应减少。

2. 氨基酸浓度　在肠外营养制剂中,氨基酸具有缓冲和调节 pH 的理化特性,能抵消低 pH 的葡萄糖溶液对乳剂的破坏作用,从而防止脂肪乳剂颗粒大小分布的变化。因此,应保证肠外营养制剂中氨基酸的终浓度 ≥2.5%。另外,若制剂中加入丙氨酰谷氨酰胺注射液,其不得作为肠外营养制剂中唯一的氨基酸来源,应与复方氨基酸注射液合用,而且应保证由其供给的氨基酸量不应超过全部氨基酸供给量的 20%,1 体积丙氨酰谷氨酰胺注射液应与至少5 体积的载体溶液混合,混合液中其最大浓度不应超过 3.5%。

3. 葡萄糖浓度　葡萄糖溶液偏酸性,会降低脂肪乳的 pH 和肠外营养制剂最终的 pH。另外,50% 葡萄糖为高渗液,可使部分颗粒表层受到破坏,脂肪颗粒间的空隙消失,脂肪颗粒产生凝聚。为保证肠外营养制剂的稳定性,宜将葡萄糖的最终浓度控制在 3.3%~23%。为避免引起静脉炎等不良后果,新生儿通过周围静脉输注葡萄糖的浓度应低于 12.5%,而中心静脉输注葡萄糖的浓度可达 25%。

4. 配伍　肠外营养制剂中除了必需的某些营养物质外,在已知药物的相容性,保证肠外营养制剂稳定性和药物药理活性的前提下,可将某些治疗性药物加入肠外营养制剂中,如胰岛素(一般糖与胰岛素比例为 10:1)。其他治疗性药物如抗菌药物等在肠外营养制剂中的稳定性和治疗作用尚未得到广泛研究和充分证实,因此,为确保安全性和有效性,不推荐在肠外营养制剂中添加其他非营养治疗的药物。当肠外营养制剂中容易产生沉淀的物质同时出现时,必须注意各成分的体积和浓度,不仅是最终体积和浓度,还要注意在配制过程中各个阶段各组分的浓度,例如钙和磷。为减少磷酸氢钙沉淀的生成,应控制钙、磷浓度[钙磷离子浓度(mmol/L)乘积<72],钙制剂宜选用葡萄糖酸钙,磷制剂宜选用有机磷制剂。另外,维生素 C 降解成草酸后可与钙离子生成草酸钙沉淀,所以当制剂中有一定浓度的钙离子存在时,若需大剂量补充维生素C,建议单独输注维生素 C,而不应加入肠外营养制剂中。

5. 糖脂比　成人每日能量摄入量为 25~30kcal/kg,由葡萄糖和脂肪乳提供。一般糖脂比为(1~2):1,脂肪提供人体 30%~50% 非蛋白质热卡,也可根据患者的耐受情况调整,如呼吸衰竭患者可增加脂肪供给以维持正常的呼吸熵、非手术肿瘤患者可增加脂肪供给以适应机体代谢的改变等,但脂肪占比一般不超过 60%。如果脂肪乳应用超量,会使得机体脂肪代谢增加,容易造成代谢并发症如酮症酸中毒或高脂血症。如果葡萄糖用量过多,大量的葡萄糖负荷会造成营养过度,转化为脂肪在肝脏内堆积,容易引发脂肪肝、胆汁淤积和肝功能损害。

6. 热氮比　即非蛋白质热卡与氮量的比值(NPC:N),一般为(100~200):1。热氮比过高使非蛋白质热卡转为脂肪,可能导致肝脏脂肪浸润和高血糖等代谢并发症的发生,也有可能是氮量不足,导致负氮平衡;而热氮比过低氨基酸将作为热量被消耗,从而起不到合成蛋白质的作用,造成氨基酸的浪费,因此应根据患者的生理病理状况来调整热氮比。通常应激状态及多数疾病尤其是肿瘤条件下,蛋白质需求增加。

四、其他静脉药物

与静脉药物治疗相关的其他类药物主要有抗肿瘤药、心血管系统药物、神经系统药物、呼吸系统药物、消化系统药物和中药注射剂等。

这些药物在使用前应按照静脉药物处方审核流程进行处方的合法性、规范性、适宜性审核。

第三节　常见处方审核案例详解

一、适应证不适宜

案例 1

【处方描述】

　性别:男　　　　　　　　年龄:58 岁
　临床诊断:变应性鼻炎。
　处方内容:
　0.9% 氯化钠注射液 250ml + 注射用阿奇霉素 0.5g　　q.d. i.v.gtt.

【处方问题】适应证不适宜:非感染性疾病使用抗感染药物无适应证。

【机制分析】诊断为变应性鼻炎,是主要由IgE介导的非感染性炎性疾病,属于过敏性疾病,非细菌感染。

【干预建议】如患者有需要用抗菌药的指征,需补充相应的诊断。

案例2
【处方描述】

性别:女　　　　　　　　年龄:3岁8个月　体重:14kg

临床诊断:疱疹性咽峡炎。

处方内容:

0.9%氯化钠注射液100ml + 注射用头孢硫脒0.5g　　b.id.　i.v.gtt.

小儿电解质补给注射液100ml + 维生素C注射液0.1g　q.d.　　i.v.gtt.

【处方问题】适应证不适宜:病毒感染性疾病使用抗菌药物无适应证。

【机制分析】根据该诊断,疱疹性咽峡炎是由肠道病毒引起的以急性发热和咽峡部疱疹溃疡为特征的急性传染性咽峡炎,为病毒性感染,无应用抗菌药物的指征。

【干预建议】如患者有继发细菌感染,需补充相应的诊断。

案例3
【处方描述】

性别:女　　　　　　　　年龄:1岁3个月　体重:9kg

临床诊断:疱疹性咽峡炎。

处方内容:

0.9%氯化钠注射液50ml + 注射用阿昔洛韦0.08g　q.8h.　i.v.gtt.

【处方问题】适应证不适宜:RNA病毒感染性疾病使用抗DNA病毒药物无适应证。

【机制分析】疱疹性咽峡炎是由肠道病毒感染引起的儿童急性上呼吸道感染性疾病,肠道病毒属于小RNA病毒科肠道病毒属,尚无特效抗肠道病毒药物。不应使用阿昔洛韦、更昔洛韦、单磷酸阿糖腺苷等药物治疗疱疹性咽峡炎,此类药物是抗DNA病毒药物,对RNA病毒无效,因此,此类药物不应用于治疗疱疹性咽峡炎。

【干预建议】建议停用阿昔洛韦,根据患儿情况从对症综合治疗开始,如控制高热和止惊治疗等。

案例 4

【处方描述】

性别:女　　　　　　年龄:6 岁　　　　体重:20kg

临床诊断:急性上呼吸道感染(细菌感染)。

处方内容:

0.9% 氯化钠注射液 100ml + 注射用阿昔洛韦 0.15g　q.d.　i.v.gtt.

【处方问题】适应证不适宜:细菌感染性疾病使用抗病毒药无适应证。

【机制分析】诊断为急性上呼吸道感染(细菌感染),注射用阿昔洛韦为抗病毒药,且适应证为单纯疱疹病毒感染和带状疱疹,对细菌感染无效,适应证不适宜;且对于儿童,阿昔洛韦用药频次应为 q.8h.。

【干预建议】建议停用阿昔洛韦,可选择口服青霉素类或头孢菌素类抗菌药物。

案例 5

【处方描述】

性别:男　　　　　　年龄:4 岁　　　　体重:16kg

临床诊断:发热;急性扁桃体炎。

处方内容:

5% 葡萄糖注射液 100ml + 注射用头孢哌酮钠舒巴坦钠 0.4g　q.12h. i.v.gtt.

5% 葡萄糖注射液 100ml + 热毒宁注射液 10ml　q.d.　i.v.gtt.

【处方问题】适应证不适宜:急性扁桃体炎使用第三代头孢菌素类无适应证。

【机制分析】根据《抗菌药物临床应用指导原则(2015 年版)》,急性扁桃体炎的病原菌主要为 A 族溶血性链球菌,少数为 C 族或 G 族溶血性链球菌,青霉素为首选,青霉素过敏者可口服四环素或对溶血性链球菌敏感的氟喹诺酮类。其他可选药有口服第一代或第二代头孢菌素。而头孢哌酮舒巴坦钠为加酶抑制剂的第三代头孢菌素类,仅适用于产 β 内酰胺酶而对 β 内酰胺类药物耐药的细菌感染,针对此诊断,不宜选用。热毒宁注射液为中药注射剂,使用同一条静脉通路连续输注可能在输液管内与抗菌药物有配伍问题。

【干预建议】建议改用青霉素类,如果该患者有青霉素过敏史或不方便做皮试,可口服第一代或第二代头孢菌素,并开具 1 袋 5% 葡萄糖注射液 100ml 用于抗菌药物和中药注射剂之间的冲管。

二、遴选药品不适宜

案例 6
【处方描述】

性别:男　　　　　　　　年龄:14 岁
临床诊断:急性非复杂性上尿路感染。
处方内容:
左氧氟沙星氯化钠注射液(100ml:0.5g:0.9g/瓶)　1 瓶　　q.d.　i.v.gtt.

【处方问题】遴选药品不适宜:喹诺酮类对 18 岁以下儿童禁用。

【机制分析】左氧氟沙星等喹诺酮类因在动物实验中发现对幼年动物负重关节有破坏性改变,说明书指出在接受左氧氟沙星的儿科患者中也有观察到肌肉骨骼疾病(关节痛、关节炎、肌腱病症和步态异常)发病率的增加。因此在 18 岁以下患者尚未建立明确的安全性,目前我国说明书指出 18 岁以下患者禁用。

【干预建议】根据《国家抗微生物治疗指南》,结合患者情况,可选用第二代、第三代头孢菌素等。

案例 7
【处方描述】

性别:女　　　　　　　　年龄:10 天　　　　体重:3.54kg
临床诊断:肺炎;新生儿败血症;新生儿高胆红素血症。
处方内容:
5% 葡萄糖注射液 10ml + 头孢曲松钠 0.28g　q.d.　i.v. 泵入

【处方问题】遴选药品不适宜:头孢曲松禁用于高胆红素血症的新生儿。

【机制分析】患儿临床诊断为新生儿高胆红素血症,头孢曲松钠在体外研究显示会从血清白蛋白中置换出胆红素并能取代胆红素与血清蛋白结合,导致这些患儿有可能发生胆红素脑病的风险。因此,头孢曲松钠不应用于高胆红素血症的新生儿。

【干预建议】根据《国家抗微生物治疗指南》,结合患者情况,可选用氨苄西林＋头孢噻肟,并根据药敏结果调整用药。

案例 8
【处方描述】

性别:男　　　　年龄:2 岁 6 个月　　　　体重:13kg
临床诊断:左侧隐睾术后。
处方内容:
0.9% 氯化钠注射液 50 ml＋血必净注射液　5ml　q.d.　i.v.gtt.

【处方问题】遴选药品不适宜:血必净注射液对 14 岁以下儿童禁用。

【机制分析】血必净注射液为中药注射剂,功能主治为化瘀解毒,用于因感染诱发的全身炎症反应综合征等,该患者为儿童,左侧隐睾术后,未见其他相应诊断,说明书明确指出 14 岁以下儿童禁用。应注意静脉用中药注射剂的安全性。

【干预建议】停用血必净注射液。建议明确患者诊断,采用其他治疗药物,并确保儿童用药的安全性。

案例 9
【处方描述】

性别:男　　　　年龄:1 岁 2 个月　　　　体重:10kg
临床诊断:急性支气管炎。
处方内容:
阿奇霉素干混悬剂　　　　　　　　　　　100mg　q.d.　p.o.
5% 葡萄注射液 100 ml＋痰热清注射液 5ml　q.d.　i.v.gtt.

【处方问题】遴选药品不适宜:痰热清对 2 岁以下婴幼儿禁用。

【机制分析】痰热清注射液为中药注射剂,用于风温肺热病痰热阻肺证,说明书指出 24 个月以下婴幼儿禁用。该患者为 1 岁 2 个月婴幼儿,禁止使用该药物。

【干预建议】建议改用其他药物。

三、溶媒选择不适宜

案例 10
【处方描述】

性别:女　　　　　　　　年龄:43 岁
临床诊断:卵巢癌术后化疗后腹壁转移第一次化疗后。
处方内容:
果糖注射液 250ml + 脂溶性维生素注射液 2 支　　　q.d.　i.v.gtt.
0.9% 氯化钠注射液 250ml + 注射用吉西他滨 1.0g　　q.d.　i.v.gtt.

【处方问题】溶媒选择不适宜:果糖注射液不作为药物稀释溶媒;溶媒用量不适宜:吉西他滨溶媒用量不适宜致滴速不适宜。

【机制分析】脂溶性维生素说明书建议用等渗生理盐水 / 葡萄糖 / 脂肪乳注射液作为溶媒,用果糖注射液作为溶媒的适宜性和稳定性没有研究证据。吉西他滨滴注的毒性反应与滴注时间、给药频次成正比,要求 30 分钟内滴注完毕,250ml 溶媒量过大无法在规定时间滴注完毕。

【干预建议】脂溶性维生素注射液的溶媒更换为 5% 葡萄糖注射液;注射用吉西他滨的溶媒改为 0.9% 氯化钠注射液 100ml。

案例 11
【处方描述】

性别:男　　　　　　　　年龄:68 岁
临床诊断:胆囊炎。
处方内容:
0.9% 氯化钠注射液 100ml + 多烯磷脂酰胆碱注射液 930mg　q.d.　i.v.gtt.

【处方问题】溶媒选择不适宜:多烯磷脂酰胆碱不应用含电解质的溶液稀释。

【机制分析】多烯磷脂酰胆碱注射液禁止与含有电解质的溶液配伍。多烯磷脂酰胆碱的化学结构与内源性的磷脂一致,在有电解质的溶液中,电解质可破坏多烯磷脂酰胆碱结构,降低其在溶液中的稳定性,产生盐析作用,导致血管栓塞。

【干预建议】建议将溶媒更改为不含电解质的溶媒如 5% 葡萄糖注射液

或 10% 葡萄糖注射液等。

案例 12
【处方描述】

性别:女　　　　　　　　年龄:43 岁

临床诊断:腹胀。

处方内容:

5% 葡萄糖注射液 100ml + 注射用兰索拉唑 30mg　b.i.d.　i.v.gtt.

【处方问题】溶媒选择不适宜:兰索拉唑的溶媒应选用 0.9% 氯化钠注射液。

【机制分析】兰索拉唑为苯并咪唑类衍生物,呈弱碱性,稳定性易受 pH、温度、溶媒量等因素的影响,而葡萄糖注射液 pH 3.2~6.5,偏酸性,用葡萄糖注射液稀释兰索拉唑会产生变色、沉淀,应避免与 0.9% 氯化钠注射液以外的液体和其他药物混合静脉滴注。

【干预建议】建议将溶媒改为 100ml 0.9% 氯化钠注射液。

案例 13
【处方描述】

性别:男　　　　　　　　年龄:51 岁

临床诊断:脊髓型颈椎病。

处方内容:

5% 葡萄糖注射液 250ml + 依达拉奉注射液 30mg　q.d.　i.v.gtt.

【处方问题】用法、用量不适宜:依达拉奉给药频次为每日 2 次;溶媒选择、用量不适宜:依达拉奉不应用含糖的溶媒稀释,且处方溶媒用量过大。

【机制分析】依达拉奉用于改善急性脑梗死所致的神经症状、日常生活活动能力和功能障碍。用法用量为 30mg,每日 2 次,静脉滴注。该处方用法为 30mg,每日 1 次,用药频次不适宜。依达拉奉注射液与各种含糖输液配伍时,可使依达拉奉的浓度降低。依达拉奉药效半衰期短,在人体内代谢速度快,给药时要求迅速到达病变部位,维持理想血药浓度才能保证用药疗效。故说明书要求依达拉奉注射液需 30 分钟内给药完毕,而溶媒量过多可导致输液时间延长,心肺液体负荷增加,影响药物疗效。

【干预建议】建议更改用法为依达拉奉注射液 30mg,每日 2 次,且溶媒改为 100ml 0.9% 氯化钠注射液。

【处方描述】

　　性别:女　　　　　　　　　年龄:30 岁
　　临床诊断:支气管炎。
　　处方内容:
　　0.9% 氯化钠注射液 250ml + 利巴韦林注射液 0.5g　　q.d.　i.v.gtt.

　　【处方问题】溶媒用量不适宜:利巴韦林注射液稀释后浓度应为 1mg/ml。
　　【机制分析】利巴韦林注射液应用氯化钠注射液或 5% 葡萄糖注射液稀释成每 1ml 含 1mg 的溶液后静脉缓慢滴注。该处方中,溶媒为 250ml,终浓度为每 1ml 含 2mg 利巴韦林,用药浓度增加,不良反应发生概率可能增大。
　　【干预建议】建议溶媒用量改为 500ml。

【处方描述】

　　性别:男　　　　　　　　　年龄:38 岁
　　临床诊断:社区获得性肺炎。
　　处方内容:
　　0.9% 氯化钠注射液 100ml + 注射用阿奇霉素 0.5g　　q.d.　i.v.gtt.

　　【处方问题】溶媒用量不适宜:注射用阿奇霉素释后浓度应为 1.0~2.0mg/ml。
　　【机制分析】注射用阿奇霉素要求稀释后最终输液浓度为 1.0~2.0mg/ml,滴注时间不少于 60 分钟。说明书写明所有接受阿奇霉素药液浓度大于 2.0mg/ml 的志愿者均出现注射局部反应,所以静脉滴注时的药液浓度不能太高。
　　【干预建议】建议将溶媒用量改为 250ml。

【处方描述】

　　性别:男　　　　　　　　　年龄:48 岁
　　临床诊断:脓胸。

处方内容:

0.9%氯化钠注射液100ml+注射用亚胺培南西司他丁钠2g q.8h. i.v.gtt.

【处方问题】溶媒用量不适宜:亚胺培南西司他丁稀释后浓度应为以亚胺培南计为5mg/ml。

【机制分析】注射用亚胺培南西司他丁钠每瓶含500mg亚胺培南和500mg西司他丁钠,初溶时为混悬液,每瓶需加入100ml稀释液,使成品输液的终浓度以亚胺培南计为5mg/ml。该医嘱使用2瓶,终浓度以亚胺培南计为10mg/ml,浓度较大,可能溶解不完全,使输液不为澄清,使用时有风险。

【干预建议】建议将溶媒用量改为200ml。

案例 17
【处方描述】

性别:女   年龄:45 岁

临床诊断:急性化脓性扁桃体炎。

处方内容:

0.9%氯化钠注射液100ml+注射用克林霉素磷酸酯1.2g q.d. i.v.gtt.

【处方问题】溶媒用量不适宜:注射用克林霉素磷酸酯稀释后浓度应小于6mg/ml;用法、用量不适宜:用药频次不适宜。

【机制分析】克林霉素每0.3g需用50~100ml生理盐水或5%葡萄糖溶液稀释成小于6mg/ml浓度的药液,缓慢滴注,静脉滴注时浓度过高可能使不良反应概率增加。1.2g克林霉素需至少用200ml溶媒稀释。且克林霉素为时间依赖性抗菌药物,q.d.给药不仅抗菌效果差,还可能导致耐药,应每日2~4次给药(q.6h.~q.12h.)

【干预建议】建议溶媒用量改为200ml以上,频次改为每日多次。

四、用法、用量不适宜

案例 18
【处方描述】

性别:女   年龄:26 岁

临床诊断:乳腺炎。

处方内容：

0.9% 氯化钠注射液 500ml + 注射用青霉素钠 480 万 U　q.d.　i.v.gtt.

【处方问题】用法、用量不适宜：青霉素剂量不当，时间依赖性抗菌药物应一日多次给药；溶媒选择不适宜：青霉素应选 0.9% 氯化钠注射液 100ml。

【机制分析】青霉素钠的成人用法用量为每日 200 万 ~2 000 万 U，分 2~4 次给药。青霉素的半衰期较短，为 0.5 小时，杀菌作用呈时间依赖性，应多次使用，且不宜加入 500ml 的溶媒中，因输液时间较长而无法维持有效血药浓度。

【干预建议】建议溶媒用量改为 100ml，用药频次改为每日 2~4 次。

案例 19
【处方描述】

性别：女　　　　　　年龄：29 岁

临床诊断：急性化脓性阑尾周围炎；急性腹膜炎。

处方内容：

0.9% 氯化钠注射液 100ml + 注射用头孢曲松钠 2g　q.8h.　i.v.gtt.

【处方问题】用法、用量不适宜：头孢曲松的剂量不当，频次一般每日一次使用。

【机制分析】头孢曲松成人的通常剂量是 1~2g，一日 1 次，危重病例或由中度敏感菌引起之感染，剂量可增至 4g。该处方用量为 6g/d，超量使用。静脉给药头孢曲松后，多种组织和体液中药物浓度能保持高于感染致病菌的最低抑菌浓度达 24 小时以上，使得保持对敏感细菌的杀菌浓度达 24 小时，且清除半衰期约为 8 小时，故一般一日 1 次即可。头孢曲松仅在中枢神经系统感染等情况下可考虑用 q.12h.。

【干预建议】建议根据患者情况将用量改为 1~4g，q.d.。

案例 20
【处方描述】

性别：男　　　　年龄：2 个月 24 天　　　　体重：6kg

临床诊断：急性支气管炎。

处方内容：

5% 葡萄糖注射液 50ml + 注射用乳糖红霉素 0.5g+5% 碳酸氢钠注射液 0.5ml　q.d.　i.v.gtt.

【处方问题】用法、用量不适宜：注射用乳糖红霉素用法、用量不适宜，碳酸氢钠注射液的用量不适宜，频次应 2~3 次给药。

【机制分析】注射用乳糖红霉素的小儿用法用量为每日按体重 20~30mg/kg，分 2~3 次给药。该患儿 6kg，即用量为 0.12~0.18g/d，处方中用量为 0.5g，超量使用。因葡萄糖溶液偏酸性，注射用乳糖酸红霉素如要使用葡萄糖作为溶媒，必须每 100ml 溶液中加入 4% 碳酸氢钠 1ml 以调节 pH，该处方使用 5% 碳酸氢钠注射液，应加入 0.4ml。

【干预建议】注射用乳糖红霉素的用量根据患儿体重修改；5% 碳酸氢钠注射液改为 0.4ml。

案例 21
【处方描述】

性别：男　　　　　　　　年龄：49 岁
临床诊断：泌尿系感染。
处方内容：
左氧氟沙星氯化钠注射液（100ml：0.5g：0.9g/ 瓶）　1 瓶　q.d.　i.v.gtt.
滴速：40 滴 /min

【处方问题】静脉输注的药品给药速度不适宜：左氧氟沙星氯化钠注射液滴速过快。

【机制分析】盐酸左氧氟沙星氯化钠注射液需要慢滴，500mg 需不少于 60 分钟的滴速。该处方 40 滴 /min 的滴速，以 1ml 约为 20 滴计算，滴注时间约为 50 分钟，少于 1 小时，可能导致不良反应如癫痫等神经毒性发生概率增高。

【干预建议】调整滴速在 33 滴 /min 以下。

案例 22
【处方描述】

性别：男　　　　　　　　年龄：80 岁　　　体重：42kg
临床诊断：右足趾坏疽并感染；2 型糖尿病。

肌酐值:538.8μmol/L

处方内容:

0.9% 氯化钠注射液 100ml + 注射用五水头孢唑林钠 2g　b.i.d.　i.v.gtt.

【处方问题】用法、用量不适宜:头孢唑林用于肾功能不全患者应减量。

【机制分析】该患者 80 岁,体重 42kg,肌酐 538.8μmol/L,算得肌酐清除率约为 5.75ml/min。五水头孢唑林大部分以原型药通过肾小球滤过,对于肾功能减退者,药物的半衰期延长,当肌酐清除率<10ml/min 时,应减量,每 18~24 小时 0.25g。该医嘱 2g b.i.d.,超量使用,可能引起药物在体内的蓄积。

【干预建议】建议根据患者情况减量。

案例 23
【处方描述】

性别:男　　　　年龄:74 岁　　　　体重:56kg

临床诊断:肾衰竭;腹膜炎;心功能Ⅳ级。

肌酐值最高:628μmol/L

处方内容:

0.9% 氯化钠注射液 100ml + 头孢他啶 2g　q.8h.　i.v.gtt.

【处方问题】用法、用量不适宜:头孢他啶用于肾功能不全患者应减量。

【机制分析】该患者 74 岁,体重 56kg,肌酐值达到 628μmol/L,计算肌酐清除率约为 7.02ml/min。头孢他啶几乎全部通过肾小球滤过而从肾脏排泄。因此,对有肾功能损害的患者,应降低剂量以代偿其减慢的排泄功能,肌酐清除率为 6~15ml/min 时,用法用量为 0.5g,q.24h.。该医嘱为 2g,q.8h.,超量使用,说明书示当剂量没有得到适当降低时,偶有神经性后遗症报道。

【干预建议】建议根据患者情况减量至 0.5g,q.d.。

五、给药途径不适宜

案例 24
【处方描述】

性别:男　　　　　　　　年龄:33 岁

临床诊断:痛风。

处方内容:

0.9%氯化钠注射液100ml+注射用盐酸丙帕他莫 2g q.d. i.v.gtt.

0.9%氯化钠注射液100ml+醋酸泼尼松龙注射液 0.125g q.d. i.v.gtt.

【处方问题】给药途径不适宜:醋酸泼尼松龙注射液不能用于静脉途径。

【机制分析】醋酸泼尼松龙注射液为混悬液,说明书明确用法是肌内注射或关节腔注射,不能用于静脉途径。而且一日10~40mg,必要时可加量,处方中用量125mg已超量3倍,不适宜。

【干预建议】建议更换其他的静脉用糖皮质激素,或按说明书给药途径、用量肌内注射醋酸泼尼松龙注射液。

六、存在配伍禁忌

案例25
【处方描述】

性别:女　　　　　　　　年龄:53岁

临床诊断:头晕,头痛,颈椎病,恶心。

处方内容:

甘露醇注射液250ml:25g+地塞米松磷酸钠注射液 5mg q.d. i.v.gtt.

【处方问题】存在配伍禁忌:甘露醇与地塞米松同瓶存在配伍禁忌。

【机制分析】20%甘露醇注射液为过饱和溶液,药物加入其中会析出结晶。

【干预建议】20%或25%甘露醇注射液不适宜作为药物溶媒,应避免加入其他药物,并应单独输注。地塞米松磷酸钠注射液可加入生理盐水或5%葡萄糖注射液中静脉滴注。

案例26
【处方描述】

性别:女　　　　　　　　年龄:7个月　　　体重:8kg

临床诊断:支气管肺炎;发热。

处方内容:

0.9%氯化钠注射液100ml+注射用头孢呋辛钠0.5g+地塞米松磷酸钠注射液2mg q.d. i.v.gtt.

【处方问题】存在配伍禁忌:抗菌药物与其他药物同瓶存在配伍禁忌;用法、用量不适宜:头孢呋辛用法、用量不适宜。

【机制分析】头孢呋辛钠与地塞米松磷酸钠注射液存在配伍禁忌,两者配伍可能使颗粒物增加,且抗菌药物均不应与其他药物同瓶使用,建议分开使用。头孢呋辛是时间依赖性抗菌药物,儿童每日剂量为 30~100mg/kg,分 3 次或 4 次给药。患儿发热,根据《糖皮质激素类药物临床应用指导原则》,不应用糖皮质激素退热。

【干预建议】建议停用地塞米松;一天多次使用头孢呋辛,如确实只能使用一次静脉用抗菌药物,应增加一次口服头孢呋辛酯片,确保达到足够的抗菌药物血药浓度和时间。

案例 27
【处方描述】

性别:男　　　　　　　年龄:30 岁
临床诊断:急性胃肠炎。
处方内容:
左氧氟沙星氯化钠注射液(100ml : 0.5g : 0.9g/ 瓶)× 1 瓶　　　q.d　i.v.gtt.
复方氯化钠注射液 500ml　　　　　　　　　　　　　　q.d.　i.v.gtt.

【处方问题】存在配伍禁忌:喹诺酮类与含有多价阳离子的注射液存在配伍禁忌。

【机制分析】复方氯化钠注射液含有 Ca^{2+},而喹诺酮类抗菌药物,与 Ca^{2+}、Mg^{2+}、Zn^{2+}、Al^{3+} 等多价阳离子可发生复杂的螯合反应,形成不溶性金属络合物,抑制喹诺酮类的吸收,从而降低其生物利用度,同时又增加胃肠道反应的发生率,因此不能与任何含有以上多价阳离子的溶液通过同一条静脉通路同时给药。

【干预建议】建议医师开立 0.9% 氯化钠注射液作为中间的冲管。

案例 28
【处方描述】

性别:女　　　　　　　年龄:65 岁
临床诊断:肺炎;抽搐。
处方内容:
0.9% 氯化钠注射液 100ml + 注射用头孢曲松钠 2g　　q.d.　i.v.gtt.
5% 葡萄糖注射液 100ml + 葡萄糖酸钙注射液　　1g　　q.d.　i.v.gtt.

【处方问题】存在配伍禁忌:头孢曲松与含钙的注射液存在配伍禁忌。

【机制分析】头孢曲松均不得与含钙溶液混合或同时使用,即使通过不同的输液管。勿用含钙的稀释液如林格氏液或哈特曼氏液复溶头孢曲松或对复溶液进一步稀释后进行静脉给药,因为这样可能产生沉淀物;在同一根输液管中与含钙溶液混和时也可能产生头孢曲松-钙沉淀物,因此不应与含钙的静脉输液包括通过 Y 形接口连续滴注的含钙注射液(如胃肠外营养液)同时给药。但是,除了新生儿,其他患者可进行头孢曲松和含钙输液的序贯给药,在两次输液之间必须用相容液体充分冲洗输液管。使用成人血浆和新生儿脐带血浆进行的体外研究证明,新生儿产生头孢曲松-钙沉淀物的风险更高。说明书已增加警示:本品不能加入哈特曼氏以及林格氏等含有钙的溶液中使用。本品与含钙剂或含钙产品合并用药有可能导致致死性结局的不良事件。

【干预建议】建议医师更换其他同类抗菌药物,或开立 0.9% 氯化钠注射液或 5% 葡萄糖注射液作为中间的冲管。

七、联合用药不适宜

案例 29
【处方描述】

性别:男　　　　　　　　年龄:80 岁

临床诊断:冠状动脉粥样硬化性心脏病;心律失常;支气管扩张伴感染;重症肺炎。

处方内容:

5% 葡萄糖注射液 44ml + 盐酸胺碘酮注射液　0.3g　q.d.　泵入

盐酸莫西沙星氯化钠注射液　　　　　　　　　0.4g　q.d.　i.v.gtt.

【处方问题】联合用药不适宜:胺碘酮与莫西沙星为联合用药不适宜。

【机制分析】盐酸胺碘酮注射液说明书中明确指出盐酸胺碘酮注射液与莫西沙星有药物相互作用,易导致尖端扭转型室性心动过速。此禁忌不适用于体外电除颤无效的心室颤动相关心脏停搏的心肺复苏急诊治疗,结合该患者情况,并不属于上述禁忌不适用的范畴,因此禁止二者联用。

【干预建议】停用盐酸莫西沙星氯化钠注射液,结合患者情况改用其他抗菌药物。

案例 30

【处方描述】

性别:女　　　　　　　年龄:40 岁

临床诊断:脑膜瘤切除术后;重度肺炎。

处方内容:

0.9% 氯化钠注射液 50ml + 注射用丙戊酸钠　0.4g　　q.d.　　泵入

0.9% 氯化钠注射液 50ml + 注射用美罗培南　0.75g　q.8h.　泵入

【处方问题】联合用药不适宜:丙戊酸钠与美罗培南为联合用药不适宜。

【机制分析】丙戊酸钠说明书指出当丙戊酸钠与碳青霉烯类药物(美罗培南)共同服用时,可导致丙戊酸在血液中的水平降低,在两天内减少了60%~100%,有时可能引发惊厥。由于两种药物的相互作用发生迅速和丙戊酸血药浓度下降程度明显,应当避免对丙戊酸水平稳定的患者联合使用碳青霉烯类药物。

【干预建议】结合患者情况,考虑是否能换其他抗菌药物,若不能避免使用,应密切监测丙戊酸的血药浓度。

案例 31

【处方描述】

性别:男　　　　　　　年龄:51 岁

临床诊断:扁桃体炎。

处方内容:

0.9% 氯化钠注射液 250ml + 注射用头孢拉定 2.5g　b.i.d.　i.v.gtt.

甲硝唑氯化钠注射液(0.5g/100ml)× 1 瓶　　　　　　q.d.　　i.v.gtt.

复方甘草口服溶液(100ml/ 瓶)　　　　　　15ml t.i.d.　p.o.

【处方问题】联合用药不适宜:头孢拉定、甲硝唑和复方甘草口服溶液(含有乙醇)合用,属于联合用药不适宜。

【机制分析】头孢菌素类、硝基咪唑类抗菌药物与含有乙醇的药物合用可引发双硫仑样反应,表现为面部潮红,头晕,恶心,呕吐,血压下降,呼吸困难等。建议应避免合用,头孢菌素类、硝基咪唑类药物用药期间及用药后一周内避免饮酒或服用含乙醇的药物和食物。

【干预建议】建议医师将复方甘草口服溶液更换其他不含乙醇的药物。

八、肠外营养成分缺失

【处方描述】

性别:男　　　　　　　年龄:15 天

临床诊断:早产儿。

处方内容:

10% 葡萄糖注射液	250ml : 25g	59ml
50% 葡萄糖注射液	20ml : 10g	32ml
氯化钾注射液	10ml : 1g	3ml
浓氯化钠注射液	10ml : 1g	3ml
小儿复方氨基酸注射液(18AA-Ⅰ)	20ml : 1.348g	86ml
脂溶性维生素注射液(Ⅰ)	10ml	1ml
注射用水溶性维生素	复方	0.1 瓶

【处方问题】营养成分缺失。

【机制分析】该营养制剂的主要供能物质是葡萄糖,而无脂肪乳,这会导致患儿必需脂肪酸的缺乏、高血糖、CO_2 产生过多等。在患儿无使用脂肪乳禁忌证的情况下,应加入脂肪乳与葡萄糖组成"双能源系统"供能,从而降低患儿高血糖的危险、防止必需脂肪酸的缺乏、使 CO_2 产生减少而减轻肺组织负荷、避免肝脏的脂肪浸润等。

【干预建议】结合患儿实际情况添加适当的脂肪乳剂。

九、肠外营养品种选择不当

【处方描述】

性别:女　　　　　　　年龄:82 岁

临床诊断:直肠癌,粘连性肠梗阻,肝硬化失代偿期。

处方内容:

10% 葡萄糖注射液	250ml : 25g	350ml
脂肪乳注射液($C_{14\sim24}$)	250ml : 50g	250ml

11.4% 复方氨基酸注射液 18AA-Ⅱ	250ml∶28.5g	500ml
50% 葡萄糖注射液	100ml∶50g	200ml
浓氯化钠注射液	10ml∶1g	30ml
氯化钾注射液	10ml∶1g	30ml
重组人胰岛素注射液(甘舒霖 R)	10ml∶400U/支×1 支	20 单位
葡萄糖酸钙注射液	10ml∶1g	10ml
脂溶性维生素注射液Ⅱ	10ml	10ml
注射用水溶性维生素	复方	1 瓶

【处方问题】营养要素选择不当:脂肪乳品种和氨基酸品种。

【机制分析】长链脂肪乳进入线粒体代谢需依赖肉毒碱转运,氧化代谢速度较慢,且易产生促炎症反应,肝功能障碍者应慎用或禁用。与长链脂肪乳相比,中长链脂肪乳代谢、供能速度快,发生肝功能损害的风险低,因此适用于肝功能受损患者。肝受损时,血浆中支链氨基酸含量下降,芳香族氨基酸含量升高,应适当补充支链氨基酸,其进入体内后能纠正血浆中支链氨基酸和芳香氨基酸失衡,防止因脑内芳香氨基酸浓度过高引起的肝性脑病,还能促进蛋白质合成和减少蛋白质分解,有利于肝细胞的再生和修复等。

【干预建议】中长链脂肪乳和富含支链氨基酸的肝用氨基酸制剂对肝硬化患者更为理想,但长期应用时仍需补充平衡氨基酸。

案例34
【处方描述】

性别:男　　　　　　　　年龄:2 个月

临床诊断:极低出生体重儿。

处方内容:

10% 葡萄糖注射液	250ml∶25g	14ml
50% 葡萄糖注射液	500ml∶50g	33ml
氯化钾注射液	10ml∶1g	2ml
浓氯化钠注射液	10ml∶1g	2ml
小儿复方氨基酸注射液 18AA-Ⅰ	20ml∶1.348g	88ml
多种油脂肪乳注射液(C_{6-24})	100ml	24ml
脂溶性维生素注射液(Ⅱ)	10ml	2.2ml
注射用水溶性维生素	复方	0.22 瓶

【处方问题】营养要素选择不当:脂溶性维生素品种。

【机制分析】该处方的中脂溶性维生素注射液(Ⅱ)为成人及 11 岁以上儿童使用的制剂。

【干预建议】11 岁以下的儿童建议使用脂溶性维生素注射液(Ⅰ)。

案例 35

【处方描述】

性别:男　　　　　　　　　年龄:54 岁

临床诊断:急性重症胰腺炎、结肠瘘。

处方内容:

结构脂肪乳注射液($C_{6\sim24}$)	250ml:50g	250ml
10% 葡萄糖注射液	500ml:50g	500ml
50% 葡萄糖注射液	100ml:50g	300ml
葡萄糖氯化钠注射液	500ml:25g:4.5g	500ml
8.5% 复方氨基酸注射液 18AA-Ⅱ	500ml:42.5g	500ml
甘油磷酸钠注射液	10ml:2.16g	10ml
多种微量元素注射液	10ml	10ml
硫酸镁注射液	10ml:2.5g	10ml
葡萄糖酸钙注射液	10ml:1g	10ml
浓氯化钠注射液	10ml:1g	30ml
氯化钾注射液	10ml:1g	30ml
维生素 C 注射液	0.5g/2ml×10 支	3 000mg
重组人胰岛素注射液(甘舒霖 R)	10ml:400U/支×1支	38 单位

【处方问题】营养要素选择不当:水溶性维生素品种。

【机制分析】当有 Ca^{2+} 存在时,维生素 C 降解成草酸后易与其生成草酸钙沉淀,而且稳定性实验结果也表明,输注 4 小时后维生素 C 含量下降 90% 以上,因此不建议将维生素 C 加入肠外营养液中。

【干预建议】单独输注维生素 C 而不加入肠外营养液中,如果要补充维生素,视患者情况在制剂中添加肠外营养维生素复方制剂。

案例 36
【处方描述】

性别：男　　　　　　　　年龄：45 岁

临床诊断：肠梗阻术后。

处方内容：

5% 葡萄糖注射液	500ml：25g	500ml
10% 葡萄糖注射液	100ml：10g	100ml
50% 葡萄糖注射液	100ml：50g	300ml
复方氨基酸注射液 18AA-Ⅰ	250ml：17.5g	750ml
中／长链脂肪乳注射液（C_{6-24}）	250ml：50g	250ml
硫酸镁注射液	10ml：2.5g	3ml
葡萄糖酸钙注射液	10ml：1g	10ml
复合磷酸氢钾注射液	2ml	2ml

【处方问题】营养要素选择不当：磷制剂品种。

【机制分析】该处方选用的复合磷酸氢钾注射液为无机磷酸盐。磷和钙是人体每日必须摄入的元素，但两者却不能无限相容，磷酸氢钙（$CaHPO_4$）是最危险的结晶性沉淀，这种沉淀可能引发间质性肺炎、肺栓塞、肺衰竭等危及生命的严重不良事件。目前国内市售的磷酸盐制剂主要有两种：复合磷酸氢钾注射液和甘油磷酸钠注射液，前者为无机磷酸盐，后者为有机磷酸盐。相比于无机磷酸盐，有机磷酸盐不易解离出磷酸根。

【干预建议】根据 2018 年发布的专家共识《规范肠外营养液配制》建议该处方选择甘油磷酸钠注射液作为磷来源。

十、肠外营养成分比例不适宜

案例 37
【处方描述】

性别：男　　　　　　　　年龄：59 岁

临床诊断：（食管中段）中分化鳞状细胞癌。

处方内容：

葡萄糖酸钙注射液	10ml：1g	20ml
硫酸镁注射液	10ml：2.5g	20ml

多种微量元素注射液	10ml	10ml
ω-3 鱼油脂肪乳注射液	100ml：10g：1.2g	100ml
丙氨酰谷氨酰胺注射液	100ml：20g	100ml
脂溶性维生素注射液（Ⅱ）	10ml	10ml
结构脂肪乳注射液（C$_{6-24}$）	250ml：50g	250ml
11.4% 复方氨基酸注射液 18AA-Ⅱ	250ml：28.5g	750ml
10% 葡萄糖注射液	500ml：50g	800ml
50% 葡萄糖注射液	100ml：50g	100ml
氯化钾注射液	10ml：1g	20ml
浓氯化钠注射液	10ml：1g	30ml

【处方问题】电解质浓度不适宜：二价阳离子浓度应小于 10mmol/L。

【机制分析】该处方中的二价阳离子浓度为 11.2mmol/L，因阳离子可与脂肪乳表面的负电荷结合，使脂肪颗粒发生聚集和融合，而且阳离子浓度和价数越高，对脂肪乳的破乳作用越大。为保证制剂的稳定性，应严格控制二价阳离子的浓度小于 10mmol/L。对于肿瘤患者，减少葡萄糖供给可以抑制肿瘤细胞株的生长，高脂低糖配方可以选择性饥饿肿瘤细胞，而不影响正常细胞。另外，肿瘤患者的肌肉消耗导致蛋白质丢失，因此对氨基酸的需要量相对增加，医师可根据患者的代谢情况适当调整处方的糖脂比和热氮比。

【干预建议】减少该处方中二价阳离子的剂量，使其最终浓度小于 10mmol/L。

案例 38
【处方描述】

性别：男　　　　　　　　年龄：69 岁
临床诊断：胃体前壁穿孔。
处方内容：
中长链脂肪乳 / 氨基酸(16)/ 葡萄糖(16%) 注射液　1 250ml
10% 浓氯化钠注射液　　　　　　　　　　10ml：1g　　30ml
10% 氯化钾注射液　　　　　　　　　　　10ml：1g　　30ml

【处方问题】电解质浓度不适宜：钾离子浓度应小于 45mmol/L。

【机制分析】中长链脂肪乳 / 氨基酸(16)/ 葡萄糖(16%) 注射液属于工业化三腔袋，其本身已含钾 30mmol。为确保用药安全，应控制钾离子浓度<45mmol/L,该处方中钾离子的浓度为 53.6mmol/L,偏高。考虑到稳定性问题,工业化三腔袋均不含维生素和微量元素,经查患者的血清生化检查结果知其存在铁等微量元素检验值偏低的情况,进行肠外营养时应考虑适当补充。

【干预建议】调整钾离子的浓度<45mmol/L,适当添加微量元素,如患者目前的营养状况有必要补充维生素也应添加维生素制剂。

案例 39
【处方描述】

性别:男　　　　　　　　年龄:10 天
临床诊断:低体重出生儿。
处方内容:

小儿复方氨基酸注射液(19AA-Ⅰ)	20ml:1.2g	58ml
50% 葡萄糖注射液	20ml:10g	14ml
10% 葡萄糖注射液	250ml:25g	61ml
浓氯化钠注射液	10ml:1g	3.3ml
氯化钾注射液	10ml:1g	3.3ml
多种油脂肪乳注射液(C₆~₂₄)	100ml	15ml
脂溶性维生素注射液(Ⅰ)	10ml	1.5ml
注射用水溶性维生素	复方	0.15 瓶
多种微量元素注射液	10ml	0.7ml

【处方问题】氨基酸浓度不适宜:浓度应大于 2.5%。
【机制分析】该处方中的氨基酸浓度为 2.22%,氨基酸是两性物质,其在肠外营养制剂中具有缓冲和调节 pH 的作用,可防止脂肪颗粒大小分布的变化。为保证制剂的稳定性,应控制制剂中的氨基酸浓度>2.5%。
【干预建议】结合患者情况适当调整营养素的使用剂量,使氨基酸的最终浓度>2.5%。

案例 40
【处方描述】

性别:女　　　　　　　　年龄:6 天
临床诊断:早产儿。

处方内容：

50%葡萄糖注射液	20ml：10g	25.3ml
小儿复方氨基酸注射液（18AA-Ⅰ）	20ml：1.348g	42ml
浓氯化钠注射液	10ml：1g	1ml
氯化钾注射液	10ml：1g	1ml
中/长链脂肪乳注射液（$C_{6\sim24}$）	250ml：50g	13ml
脂溶性维生素注射液（Ⅰ）	10ml	1.6ml
注射用水溶性维生素	复方	0.16瓶

【处方问题】葡萄糖浓度不适宜：葡萄糖浓度应小于12.5%。

【机制分析】此处方的葡萄糖浓度为15.08%。该患儿采用的输注途径是外周静脉置管，《中国儿科肠内肠外营养支持临床应用指南》中的推荐意见：外周静脉输注葡萄糖的浓度应小于12.5%。

【干预建议】结合患儿情况，适当调整制剂中的葡萄糖浓度小于12.5%。

案例41
【处方描述】

性别：女　　　　　　　　　年龄：10天

临床诊断：新生儿呼吸窘迫综合征，低体重出生儿。

处方内容：

小儿复方氨基酸注射液（18AA-Ⅰ）	20ml：1.348g	45ml
中/长链脂肪乳注射液（$C_{6\sim24}$）	250ml：50g	28ml
浓氯化钠注射液	10ml：1g	1.5ml
氯化钾注射液	10ml：1g	1.5ml
脂溶性维生素注射液（Ⅰ）	10ml	2ml
注射用水溶性维生素	复方	0.2瓶
50%葡萄糖注射液	20ml：10g	12ml

【处方问题】糖脂比不适宜。

【机制分析】该处方中的糖脂比为0.48：1，一般糖脂比为（1~2）：1比较合适。医师可根据患儿情况进行适当调整，但通常脂肪占比不超过60%。机体禁食情况下，若葡萄糖供能过低时，体内的糖原分解和糖异生作用逐渐增强，导致反应性高血糖；脂肪的氧化利用需要碳水化合物参与，没有足够的葡萄糖存在时，所输注的脂肪并不能得到有效利用，还可能会造成代谢紊乱（脂肪超载综合征)。

【干预建议】若患儿无特殊情况,调整糖脂比至(1~2):1;若需适当增加脂肪乳的用量以适应患儿机体的代谢需求,也应控制脂肪占比不超过60%。

案例 42
【处方描述】

性别:男	年龄:70 岁	
临床诊断:胆囊切除术后。		
处方内容:		
丙氨酰谷氨酰胺注射液	100ml:20g	100ml
结构脂肪乳注射液($C_{6~24}$)	250ml:50g	250ml
葡萄糖氯化钠注射液	500ml:25g:4.5g	500ml
10% 葡萄糖注射液	500ml:50g	1 000ml
15% 氯化钾注射液	10ml:1.5g	30ml
10% 氯化钠注射液	10ml:1g	50ml
葡萄糖酸钙注射液	10ml:1g	10ml
多种微量元素注射液	10ml	10ml
脂溶性维生素注射液(Ⅱ)	10ml	10ml
注射用水溶性维生素	复方	1 瓶

【处方问题】热氮比不适宜,丙氨酰谷氨酰胺用法不当。

【机制分析】该处方的热氮比为 384:1,氨基酸用量不足,易致负氮平衡,而且热氮比过高使非蛋白质热卡转为脂肪,可能导致肝脏脂肪浸润和高血糖等代谢并发症的发生。丙氨酰谷氨酰胺作为肠外营养的一个组成部分,适用于需要补充谷氨酰胺的患者。它不得代替其他平衡型氨基酸而作为肠外营养制剂中唯一的氨基酸来源,应与复方氨基酸注射液合用,其供给的氨基酸量不应超过全部氨基酸供给量的 20%,否则会造成其他各种必需氨基酸的缺乏,引起代谢紊乱,对临床预后产生不良影响。

【干预建议】根据患者疾病特点在肠外营养液中添加合适的复方氨基酸注射液,使热氮比为(100~200):1,且丙氨酰谷氨酰胺注射液供给的氨基酸量不应超过全部氨基酸供给量的 20%。

(吴晓松　王景浩　杨倩文)

参考文献

［1］陈新谦，金有豫，汤光.陈新谦新编药物学.18 版.北京：人民卫生出版社，2018.

［2］抗菌药物临床应用指导原则修订工作组.抗菌药物临床应用指导原则：2015 年版.北京：人民卫生出版社，2015.

［3］国家卫生健康委合理用药专家委员会.国家抗微生物治疗指南.3 版.北京：人民卫生出版社，2023.

［4］沈建平.注射用抗感染药物应用与配伍.北京：人民军医出版社，2014.

［5］郝少君，管志江，李军.抗菌药物临床应用与管理.北京：人民军医出版社，2011.

［6］中华医学会，中华医学会杂志社，中华医学会全科医学分会，等.慢性阻塞性肺疾病基层诊疗指南 (2018 年).中华全科医师杂志，2018，17 (11)：856-870.

［7］刘皈阳，孙艳.临床静脉用药集中调配技术.北京：人民军医出版社，2011.

［8］赵彬，老东辉，商永光，等.规范肠外营养液配制.中华临床营养杂志，2018，26 (3)：136-148.

［9］广东省药学会.肠外营养临床药学共识 (第二版).今日药学，2017，27 (5)：289-303.

［10］SOBOTKA L.临床营养基础：第 3 版.蔡威，译.上海：复旦大学出版社，2002.

［11］袁丽华，许静，仇锦春.个体化肠外营养治疗中儿科临床药师的作用.实用药物与临床，2018，21 (8)：940-943.

［12］周欣，邱峰.1 例急性重症胰腺炎临床营养治疗的案例分析.第五届临床药学实践案例分析与合理用药学术研讨会论文集，2012：176-181.

［13］单海丽，赵彬.几例肠外营养处方的临床药学干预与分析《医院处方分析合作项目》全国年会论文集，2012：179-181.

［14］王颖，王华，于倩.含维生素 C 肠外营养液的稳定性考察.中国药师，2016，19 (6)：1203-1206.

［15］钱颖翔，曾潇，田雨舟，等.某三甲医院胃肠外科肠外营养处方的合理性分析.中南药学，2018，16 (11)：1626-1630.

第八章

中药注射剂处方审核案例详解

第一节　中药注射剂概述

一、中药注射剂的概念与特点

中药注射剂系指药材（或饮片）经提取、纯化后制成的供注入体内的溶液、乳状液及供临用前配制成溶液的粉末或浓溶液的无菌制剂。中药注射剂是我国特有的药品，是现代药物制剂技术与传统中医药相结合的新剂型。目前，纳入国家标准的中药注射剂品种主要应用于心脑血管疾病、肿瘤、细菌和病毒感染等领域。

二、中药注射剂的分类

我国上市的中药注射剂按功能主治主要分为八大类。

1. 清热类中药注射剂　临床用以治疗各种疾病里热证的中药注射剂，如莲必治注射液、热毒宁注射液、鱼腥草注射液。

2. 理血类中药注射剂　临床用以治疗各类瘀血或出血病证的中药注射剂，如丹参注射液、疏血通注射液、脉络宁注射液等。

3. 补益类中药注射剂　临床用以治疗各种虚证的中成药，如刺五加注射液、参麦注射液、薄芝菌注射液等。

4. 祛湿类中药注射剂　临床用以治疗水湿病证的中药注射剂，如肾康注射液、正清风痛宁注射液等。

5. 抗肿瘤类中药注射剂　临床用以治疗肿瘤疾病的中药注射剂，如复方苦参注射液、鸦胆子油乳注射液、艾迪注射液、康莱特注射液等。

6. 开窍类中药注射剂　临床用以治疗神昏窍闭（神志障碍）的中药注射剂，如醒脑静注射液、清开灵注射液等。

7. 止咳平喘类中药注射剂　临床用以治疗内伤、外感所致咳嗽、喘息的中药注射剂,如喘可治注射液、止喘灵注射液等。

8. 其他类中药注射剂 包括有解表剂、温里剂、祛风剂等,因每一类品种较少,故归为其他类,如参附注射液、柴胡注射液等。

第二节 中药注射剂不良反应的特点和发生原因

一、中药注射剂不良反应的特点

1. 可累及多器官和/或多系统,可表现为皮肤及其附件损害、神经系统反应、消化系统损害、循环系统损害、全身损害,其中以皮肤及其附件损害较多见。

2. 发生时间差别较大,多数在给药后 1 小时内出现,一般过敏反应发生最快。

3. 发生不良反应的中药注射剂类别相对集中,近年来以理血类报告的不良反应最多,其次为补益类中药注射剂和开窍类中药注射剂。

4. 不良反应采取相关治疗后,绝大多数痊愈或好转。

二、中药注射剂不良反应发生的原因

1. 药物因素 中药注射剂中药材标准不一、成分复杂、工艺复杂、大分子物质、有毒物质的存在均可能导致药物不良反应的发生。

2. 临床用药因素 包括给药剂量、疗程、配伍溶媒、滴注速度、浓度、联合用药及操作的规范性等因素,均能影响药物不良反应的发生。

3. 患者因素 个体差异及疾病状态引起的不良反应。

第三节 中药注射剂临床应用基本原则

中药注射剂临床应用基本原则可概括为以下几点。

1. 选用中药注射剂应严格掌握适应证,合理选择给药途径 能口服给药的,不选用注射给药;能肌内注射给药的,不选用静脉注射或静脉滴注给药。必须选用静脉注射或静脉滴注给药的应加强监测。

2. 辨证施药,严格掌握功能主治 临床使用应辨证用药,严格按照药品说明书规定的功能主治使用,禁止超功能主治用药。

3. 严格掌握用法用量及疗程 按照药品说明书推荐剂量、调配要求、给药速度、疗程使用药品。不超剂量、过快滴注和长期连续用药。

4. 严禁混合配伍,谨慎联合用药 中药注射剂应单独使用,禁忌与其他药

品混合配伍使用。谨慎联合用药,如确需联合使用其他药品时,应谨慎考虑与中药注射剂的间隔时间以及药物相互作用等问题。

5. 用药前应仔细询问过敏史,对过敏体质者应慎用。

6. 对老年人、儿童、肝肾功能异常患者等特殊人群和初次使用中药注射剂的患者应慎重使用,加强监测。对长期使用的在每疗程间要有一定的时间间隔。

7. 加强用药监护　用药过程中,应密切观察用药反应,特别是开始 30 分钟。发现异常,立即停药,采取积极救治措施,救治患者。

第四节　常见处方审核案例详解

一、适应证不适宜

案例 1

【处方描述】

性别:女　　　　　　　　　　年龄:54 岁

临床诊断:神经性头痛;肝阳上亢证。

处方内容:

醒脑静注射液 10ml +5% 葡萄糖注射液 250ml 　q.d.　i.v.gtt.

【处方问题】适应证不适宜:非急危重症不宜选用醒脑静注射液。

【机制分析】醒脑静注射液源于经典急救方安宫牛黄丸拆方,组成包括麝香、栀子、郁金和冰片,具有清热解毒,凉血活血,开窍醒脑的功效。临床主要用于脑卒中急性期、颅脑外伤引起的头痛昏迷、急性酒精中毒所致的抽搐昏迷等急危重症,热闭证的治疗。

该患者诊断为"神经性头痛,肝阳上亢证",非急危重症,不符合说明书及相关专家共识所推荐的适应证和中医证型。本处方属适应证不适宜。

【干预建议】改用平肝潜阳药物。

案例 2

【处方描述】

性别:男　　　　　　　　　　年龄:21 岁

临床诊断:软组织挫伤;血瘀证。

处方内容：

疏血通注射液 6ml +5% 葡萄糖注射液 500ml　q.d.　i.v.gtt.

【处方问题】适应证不适宜：外伤血瘀证不宜使用疏血通注射液。

【机制分析】瘀血的形成，主要有两个方面：一是气虚、气滞、血寒、血热等内伤因素，导致气血功能失调而形成瘀血；二是由各种外伤或内出血等外伤因素，直接形成瘀血。二者在用药配伍上有较大区别，对于软组织挫伤引起的局部瘀血、肿胀疼痛等，适合配伍有当归、乳香、没药、三七、血竭等具有活血疗伤功效的中成药治疗。

疏血通注射液由水蛭、地龙组成，具有活血化瘀、息风通络功效，临床上适用于瘀血阻络所致的缺血性脑卒中急性期。除上述适应证外，疏血通注射液说明书并未有其他适应证的延伸，循证研究也未涉及该药对外伤因素引起的血瘀证治疗的内容。本处方属适应证不适宜。

【干预建议】改用活血疗伤中成药。

案例 3
【处方描述】

性别：男　　　　　　　　年龄：87 岁

临床诊断：高血压。

处方内容：

大株红景天注射液 10ml +5% 葡萄糖注射液 250ml　q.d.　i.v.gtt.

【处方问题】适应证不适宜：高血压不宜用大株红景天注射液治疗。

【机制分析】高血压属于中医学的"眩晕""头痛"范畴，证型主要包括肝火上炎、痰湿内阻、阴虚阳亢、瘀血内阻、肾精不足及气血两虚等。临床上应根据患者证型选用相应中成药。

大株红景天注射液主要成分为大株红景天，具有活血化瘀功效，用于治疗冠心病稳定型劳力性心绞痛，证属心血瘀阻。说明书外关于大株红景天注射液治疗高血压的循证证据较少，且研究对象均为 65 岁以下人群，尚不能证明该药用于治疗老年人高血压的安全性和有效性。

该患者为 87 岁男性，诊断为高血压，但证型不明，且大株红景天注射液治疗高血压的证据不足，如无特殊情况，应严格遵循说明书的使用指征。本处方属适应证不适宜。

【干预建议】辨病与辨证结合选用药物。

案例 4

【处方描述】

性别：男　　　　　　　　年龄：45 岁

临床诊断：肺癌化疗；阴虚内热证。

处方内容：

黄芪注射液 40ml +5% 葡萄糖注射液 250ml　　q.d.　　i.v.gtt.

【处方问题】适应证不适宜：化疗后出现阴液亏损不宜用黄芪注射液。

【机制分析】黄芪注射液系由中药黄芪经提取精制而成，具有益气养元，扶正祛邪，养心通脉，健脾利湿功效。中药黄芪补气升阳，易于助火，凡心肝热盛，脾胃湿热者禁用；凡表实邪盛，阴虚阳亢者等均不宜用。该患者为化疗后出现阴液亏损，虚热内生，表现为面红、口干、低热等，此时使用黄芪注射液会导致病情及症状的进一步加重。本处方属适应证不适宜。

【干预建议】改用符合患者病情药物。

案例 5

【处方描述】

性别：女　　　　　　　　年龄：48 岁

临床诊断：支气管炎；寒饮内停证。

处方内容：

痰热清注射液 20ml +0.9% 氯化钠注射液 250ml　　q.d.　　i.v.gtt.

【处方问题】适应证不适宜：寒饮内停所致的支气管炎不宜用痰热清注射液。

【机制分析】痰热清注射液以黄芩、熊胆粉、山羊角、金银花和连翘为主要成分，具有清热、化痰、解毒。用于风温肺热病痰热阻肺证，包括肺炎早期、急性支气管炎、慢性支气管炎急性发作以及上呼吸道感染属上述证候者。对于寒饮内停所致的支气管炎宜采用温肺化饮的药物，如采用清热化痰的药物会导致病情的进一步发展。本处方属适应证不适宜。

【干预建议】改用符合患者病情药物。

案例6

【处方描述】

> 性别:女   年龄:60 岁
> 临床诊断:上呼吸道感染;风热袭表证。
> 处方内容:
> 生脉注射液 20ml +5% 葡萄糖注射液　250ml　q.d.　i.v.gtt.

【处方问题】 适应证不适宜:生脉注射液不宜用于上呼吸道感染,风热袭表证。

【机制分析】 生脉注射液源自经典名方生脉散,含有红参、麦冬、五味子,具有益气生津、敛阴止汗作用,原方用于治疗暑热汗多,耗气伤液及久咳肺虚,气阴两伤之证,现代用于治疗心肌梗死、心源性休克、感染性休克等,属于补益剂的一种。

上呼吸道感染属于中医感冒病范畴,可分为风热证、风寒证及暑湿证,治疗上分别采用相应治法治则。对于体虚外感的患者一般采用扶正祛邪的治法,使用以解表药为主配伍少量补益药。本例患者辨证为风热袭表,应以解表祛邪为主,不宜单独使用生脉注射剂治疗,以免造成闭门留寇。本处方属适应证不适宜。

【干预建议】 辨病与辨证结合选用药。

二、遴选药品不适宜

案例7

【处方描述】

> 性别:男   年龄:56 岁
> 临床诊断:痛风,支气管哮喘;风湿痹阻证。
> 处方内容:
> 正清风痛宁注射液　　　　2ml　　　b.i.d.　　i.m.

【处方问题】 遴选药品不适宜:正清风痛宁注射液禁用于支气管哮喘患者。

【机制分析】 正清风痛宁注射液的主要成分为青藤碱,有强烈组胺释放作用,同时其化学结构与吗啡相似,可能具有与吗啡相似的呼吸抑制作用,从而增加呼吸道过敏反应的风险。因此正清风痛宁注射液的说明书"禁忌"项下明确规定:支气管哮喘患者禁用。本处方属遴选药品不适宜。

【干预建议】停止使用正清风痛宁注射液,改用其他抗痛风类药物。

案例 8
【处方描述】

性别:女　　　　　　　　　　年龄:3 岁 6 个月
临床诊断:肺炎;热毒蕴肺证。
处方内容:
双黄连注射液 10ml +5% 葡萄糖注射液　100ml　q.d.　i.v.gtt.

【处方问题】遴选药品不适宜:禁用于 4 岁及以下儿童。

【机制分析】双黄连注射液由金银花、黄芩、连翘提取物制备而成,成分复杂,不良反应发生率高,其说明书"禁忌"项指明:4 岁及以下儿童、孕妇禁用。本处方属遴选药品不适宜。

【干预建议】停止使用双黄连注射液,改用其他治疗药物。

案例 9
【处方描述】

性别:女　　　　　　　　　　年龄:1 岁 8 个月
临床诊断:急性支气管炎;风热证。
处方内容:
热毒宁注射液 5ml +5% 葡萄糖注射液　100ml　q.d.　i.v.gtt.

【处方问题】遴选药品不适宜:热毒宁注射液禁用于 2 岁以下儿童。

【机制分析】热毒宁注射液是由青蒿、金银花、栀子组成,辅料为聚山梨酯80,具有清热、疏风、解毒功效,用于治疗外感风热所致的上呼吸道感染、急性支气管炎等疾病。其说明书规定:2 岁以下儿童禁用。3~5 岁儿童使用剂量最高不得超过 10ml/d。本处方属遴选药品不适宜。

【干预建议】更换为其他治疗药物。

案例 10
【处方描述】

性别:女　　　　　　　　年龄:76 岁

临床诊断:突发性耳聋;高血压;慢性肾炎,慢性肾脏病(CKD)5 期。

处方内容:

注射用葛根素 300mg+5% 葡萄糖注射液	250ml	q.d.	i.v.gtt.
硝苯地平控释片	30mg	q.d.	p.o.

【处方问题】遴选药品不适宜:注射用葛根素禁用于肾功能不全者。

【机制分析】葛根素注射液是从豆科植物野葛或甘葛藤干燥根提取制备而成的一种异黄酮药物,在健康人体中葛根素由肾脏清除,随着肾功能损害加重,葛根素在人体中的清除减慢,容易导致葛根素在体内的蓄积。同时由于葛根素注射液能引起急性血管内溶血,对于年老、多病、生理功能减退患者,该不良反应发生概率明显升高,因此说明书规定:严重肝肾功能不全者禁用该药。患者诊断为 CKD 5 期,应禁用该药。本处方属遴选药品不适宜。

【干预建议】更换为其他治疗药物。

三、溶媒选择不适宜

案例 11
【处方描述】

性别:男　　　　　　　　年龄:57 岁

临床诊断:稳定型心绞痛,2 型糖尿病;瘀血阻络证。

处方内容:

丹参注射液 20ml +0.9% 氯化钠注射液	250ml	q.d.	i.v.gtt.
阿司匹林肠溶片	100mg	q.d.	p.o.
阿托伐他汀钙片	20mg	q.d.	p.o.
盐酸二甲双胍片	1g	b.i.d.	p.o.

【处方问题】溶媒选择不适宜:丹参注射液不宜用 0.9% 氯化钠注射液作为溶媒。

【机制分析】大多数中药注射剂偏酸性,且采取静脉滴注途径给药时应将渗透压限度严格控制在等渗值附近,因此对于大多数中药注射剂一般选用 5%

葡萄糖注射液作为溶媒更为适宜。0.9%氯化钠注射液含电解质钠、氯,且pH为4.5~7.0,与大多数中药注射剂配伍后因盐析作用易产生不溶性微粒,因此不推荐作为首选。

丹参注射液偏酸性,说明书要求稀释溶媒采用5%葡萄糖注射液,而非0.9%氯化钠注射液。患者有2型糖尿病,如需使用该注射剂,仍应遵循说明书使用规定溶媒,同时加强血糖监测,必要时调整降血糖方案。本处方属溶媒选择不适宜。

【干预建议】更改溶媒,监测血糖,必要时调整降血糖方案。

案例 12

【处方描述】

性别:男　　　　　　　　年龄:78 岁
临床诊断:急性脑梗死;瘀血阻络证。
处方内容:
灯盏细辛注射液 40ml +5% 葡萄糖注射液 250ml　b.i.d.　i.v.gtt.

【处方问题】溶媒选择不适宜:灯盏细辛注射液不宜用5%葡萄糖注射液作为溶媒。

【机制分析】灯盏细辛注射液 pH 偏碱性,在酸性条件下其酚酸类成分可能游离析出,因此其说明书规定静脉滴注时应使用0.9%氯化钠注射液作为溶媒,不宜和酸性较强的溶媒配伍。同时该药禁止与喹诺酮类、脑蛋白水解物、维生素C等药物混合使用。本处方属溶媒选择不适宜。

灯盏细辛注射液和灯盏花素注射液,都来源于灯盏细辛全草,由于制备工艺不同,两种注射剂所含化学成分也不同:灯盏细辛注射液,为灯盏细辛经提取酚酸类成分制成的灭菌水溶液;灯盏花素注射液,为灯盏细辛经提取黄酮类成分制成的灭菌水溶液。因此,二者的稀释溶媒也有所差异,灯盏花素注射液可以用 0.9%氯化钠注射液、5%葡萄糖注射液或10%葡萄糖注射液稀释后使用。临床上注意区分二者差异。

【干预建议】更换溶媒为 0.9% 氯化钠注射液。

案例 13

【处方描述】

性别:男　　　　　　　　年龄:62 岁
临床诊断:结肠癌;痰瘀互结证。

处方内容：

鸦胆子油乳注射液 30ml +5% 葡萄糖注射液 250ml　q.d.　i.v.gtt.

【处方问题】溶媒选择不适宜：鸦胆子油乳注射液不宜用 5% 葡萄糖注射液作为溶媒。

【机制分析】鸦胆子油乳属脂肪乳剂型，用甘油调节到等渗，应加入同样等渗的氯化钠注射液中稀释，以防止静脉炎的发生。本处方属溶媒选择不适宜。

【干预建议】更换溶媒为 0.9% 氯化钠注射液。

案例 14
【处方描述】

性别：女　　　　　　　　　年龄：63 岁

临床诊断：不稳定心绞痛；心脉痹阻证。

处方内容：

脉络宁注射液 20ml + 右旋糖酐 40 葡萄糖注射液 500ml　q.d.　i.v.gtt.

【处方问题】溶媒选择不适宜：脉络宁注射液不宜用右旋糖酐 40 葡萄糖注射液作为溶媒。

【机制分析】脉络宁注射液说明书规定使用 5%~10% 葡萄糖注射液作为溶媒配伍使用。右旋糖酐是一种大分子物质，分子量为 40 000，其不良反应可导致过敏性休克，右旋糖酐葡萄糖注射液与脉络宁注射液配伍，可致不溶性微粒数增多，产生配合物和复合物，导致不良反应发生。本处方属溶媒选择不适宜。

【干预建议】更换溶媒为 5%~10% 葡萄糖注射液。

案例 15
【处方描述】

性别：男　　　　　　　　　年龄：36 岁

临床诊断：急性支气管炎；痰热阻肺证。

处方内容：

痰热清注射液 30ml +5% 葡萄糖注射液 250ml　q.d.　i.v.gtt.

【处方问题】溶媒选择不适宜:5% 葡萄糖注射液 250ml 为溶媒用量不足。

【机制分析】痰热清注射液说明书要求该药使用 5% 葡萄糖注射液或 0.9% 氯化钠注射液稀释,稀释倍数不得低于 1:10,以减少絮状、混浊及不溶性微粒数量。本例中痰热清注射液的稀释倍数低于 1:10,容易引起不良反应的发生。本处方属溶媒选择不适宜。

【干预建议】增加溶媒用量。

案例 16
【处方描述】

性别:女　　　　　　　　　年龄:75 岁

临床诊断:食管恶性肿瘤。

处方内容:

艾迪注射液 50ml +0.9% 氯化钠注射液 250ml　q.d.　i.v.gtt.

【处方问题】溶媒选择不适宜:0.9% 氯化钠注射液 250ml 为溶媒用量不足。

【机制分析】艾迪注射液说明书规定的用法用量为:成人每次 50~100ml,加入 0.9% 氯化钠注射液或 5% 葡萄糖注射液 400~450ml 中,一日 1 次。该患者使用艾迪注射液,其溶媒 0.9% 氯化钠注射液为 250ml,溶媒量不足,可导致不溶性微粒增加,引起不良反应发生。根据《中药注射剂临床使用基本原则》(卫医政发〔2008〕71 号),中药注射剂应"严格掌握用法用量及疗程。按照药品说明书推荐剂量、调配要求、给药速度、疗程使用药品。不超剂量、过快滴注和长期连续用药"。为了减少不良反应的发生,建议严格按照说明书调配中药注射剂。本处方属溶媒选择不适宜。

【干预建议】增加溶媒用量。

四、用法、用量不适宜

案例 17
【处方描述】

性别:女　　　　　　　　　年龄:8 岁

临床诊断:上呼吸道感染;风热犯肺证。

处方内容:

注射用双黄连 3 000mg+5% 葡萄糖注射液 500ml　q.d.　i.v.gtt.

【处方问题】用法、用量不适宜：注射用双黄连用于儿童的用量不适宜。

【机制分析】双黄连注射剂在儿童使用中的不良反应发生率高，儿童静脉滴注时应严格按照体重计算用量。本例中的注射用双黄连说明书推荐用法用量为每次60mg/kg，每日1次。因此，该患者为8岁女童，其体重在22~30kg，其每次最大用量应不超过1 800mg。本例患者的给药剂量为3 000mg，超过说明书推荐用量。本处方属用法、用量不适宜。

【干预建议】明确患者的体重，并按体重计算用量。

案例18
【处方描述】

性别：男　　　　　　　年龄：60岁

临床诊断：急性脑梗死后遗症；血瘀证。

处方内容：

盐酸川芎嗪注射液40mg(2ml)×3 穴位　q.d.　穴位注射

【处方问题】用法、用量不适宜：盐酸川芎嗪注射液用量不适宜。

【机制分析】盐酸川芎嗪注射液酸性较强，穴位注射刺激性较大，不适宜大量使用，因此用于穴位注射时，每穴注射用量为10~20mg(以2ml/支计算，1/4~1/2支)，每次选3~4个穴位，隔日1次。本处方属用法、用量不适宜。

【干预建议】按照说明书调整用法用量。

案例19
【处方描述】

性别：男　　　　　　　年龄：78岁

临床诊断：慢性心力衰竭(NYHA Ⅱ级)，冠状动脉粥样硬化性心脏病；气虚血瘀证。

处方内容：

心脉隆注射液6ml+5%葡萄糖注射液　200ml　t.i.d.　i.v.gtt.

【处方问题】必须做皮试的药品使用前未进行皮试：心脉隆注射液使用前未进行皮试。

用法、用量不适宜：心脉隆注射液用法、用量不适宜。

【机制分析】心脉隆注射液是从动物蜚蠊提取的生物活性肽类制剂，容易引起过敏性反应，其说明书规定使用前应用稀释后的原液做皮试。

心脉隆注射液说明书规定用法用量为：2~8ml，每日2次，5天1个疗程。《规范应用心脉隆注射液治疗慢性心力衰竭的专家共识》中指出：每日2次，给药间隔6小时以上。本案例用法用量为6ml/次，每日3次，超过说明书规定给药频次。本处方属用法、用量不适宜。

【干预建议】使用前皮试；减少给药频次。

案例20
【处方描述】

性别：男　　　　　　　年龄：67岁
临床诊断：结肠癌；脾虚湿盛证。
处方内容：
香菇多糖注射液 2ml +0.9% 氯化钠注射液　100ml　q.d.　i.v.gtt.

【处方问题】用法、用量不适宜：香菇多糖注射液用法、用量不适宜。

【机制分析】香菇多糖注射液说明书规定的用法用量为：每周两次，每次一瓶2ml（含1mg），加入250ml生理盐水或5%葡萄糖注射液中静脉滴注。增加给药频次既增加不良反应发生风险，同时增加患者医疗成本，不符合经济学原则。

【干预建议】按一周2次给药。

五、给药途径不适宜

案例21
【处方描述】

性别：男　　　　　　　年龄：6岁
临床诊断：哮喘；痰湿证。
处方内容：
喘可治注射液 1ml +0.9% 氯化钠注射液　5ml　q.d.　穴位注射

【处方问题】给药途径不适宜：喘可治注射液不宜用于穴位注射。

【机制分析】喘可治注射液说明书推荐用法为肌内注射，并无穴位注射用法，目前也无相关循证证据证实该药可以穴位注射。中药注射剂不良反应发生率高，儿童使用中药注射剂，更应严格遵循药品说明书的用法用量，避免不良反应发生。本处方属给药途径不适宜。

【干预建议】采用肌内注射方法。

案例 22

【处方描述】

性别:女　　　　　　　　　年龄:54 岁
临床诊断:声带息肉(左);血瘀痰凝证。
处方内容:
柴胡注射液 2ml + 吸入用布地奈德混悬液 2ml +0.9% 氯化钠注射液
20ml　q.d.　氧气雾化

【处方问题】给药途径不适宜:柴胡注射液不宜用于雾化吸入。
【机制分析】雾化吸入要求药物雾化颗粒直径在 0.5~10μm,沉积于口咽部的雾化颗粒直径应在粒径 5~10μm。柴胡注射液为非雾化吸入制剂,所含成分较多,其有效成分颗粒直径无法达到雾化吸入的要求,且无法经呼吸道清除,可能沉积在肺部,从而增加肺部感染的发生率,因此不推荐用于雾化吸入。本处方属给药途径不适宜。
【干预建议】更改柴胡注射液的给药途径。

案例 23

【处方描述】

性别:男　　　　　　　　　年龄:76 岁
临床诊断:冠状动脉粥样硬化性心脏病;气阴亏虚证。
处方内容:
参麦注射液 20ml　　　q.d.　　　i.v.

【处方问题】给药途径不适宜:参麦注射液不宜用于静脉注射。
【机制分析】参麦注射液含有多种组分,未经稀释时,不溶性微粒增多,进入人体内容易引起不良反应。因此 10ml/ 支、15ml/ 支、20ml/ 支规格参麦注射液说明书均要求:禁止静脉注射的给药方法。同时 2ml/ 支、5ml/ 支、10ml/ 支、15ml/ 支、20ml/ 支规格要求:静脉滴注需稀释以后使用,现配现用。50ml/ 瓶和100ml/ 瓶规格则推荐:静脉滴注建议稀释以后使用,现配现用。本处方属于给药途径不适宜。
【干预建议】参麦注射液稀释后,更改给药途径为静脉滴注。

六、联合用药不适宜

案例 24

【处方描述】

性别:女　　　　　　　　年龄:59 岁

临床诊断:肝癌,慢性乙型肝炎,不稳定型心绞痛;瘀毒互结证。

处方内容:

华蟾素注射液 20ml +5% 葡萄糖注射液 500ml q.d.　i.v.gtt.

麝香保心丸　　　2 丸　　t.i.d.　　p.o.

【处方问题】联合用药不适宜:华蟾素注射液和麝香保心丸不宜联合使用。

【机制分析】华蟾素由干蟾皮提取制备而成,具有多种成分,其中蟾毒配基类成分是华蟾素抗肿瘤的主要活性物质,具有心脏毒性。麝香保心丸中的蟾酥与华蟾素成分相似,也包含蟾毒配基类成分,若二者联合使用将增加心脏毒性。本处方属联合用药不适宜。

【干预建议】停止联用华蟾素注射液和麝香保心丸。

案例 25

【处方描述】

性别:女　　　　　　　　年龄:63 岁

临床诊断:糖尿病酮症;气阴两伤证。

处方内容:

生脉注射液 50ml + 生物合成人胰岛素注射液 3U+5% 葡萄糖注射液 250ml　q.d.　i.v.gtt.

【处方问题】联合用药不适宜:生脉注射液与生物合成人胰岛素注射液不宜联合使用。

【机制分析】中药注射剂中有些成分如蛋白质、生物大分子等具有抗原性或半抗原性,与胰岛素注射剂配伍(因胰岛素注射剂也是大分子蛋白质),可能存在相互作用,或在二者代谢过程中,极有可能产生抗原性物质,这些物质与机体作用后就可能引起过敏反应,严重者可危及生命,因此中药注射剂应单独使用,禁与其他药品混合配伍使用。本处方属联合用药不适宜。

【干预建议】停止联用生脉注射液与生物合成人胰岛素注射液,治疗时应监测血糖。

案例 26
【处方描述】

性别:女　　　　　　　　　年龄:56 岁

临床诊断:肝脓肿;肝胆湿热证。

处方内容:

疏血通注射液 8ml +5% 葡萄糖注射液	250ml	q.d.	i.v.gtt.
大株红景天注射液 10ml +5% 葡萄糖注射液	250ml	q.d.	i.v.gtt.
血必净注射液 50ml +0.9% 氯化钠注射液	100ml	b.i.d	i.v.gtt.
注射用尖吻蝮蛇血凝酶 2 单位 + 注射用水	1ml	q.d.	i.v.gtt.

【处方问题】适应证不适宜:疏血通注射液、大株红景天注射液、血必净注射液不适用于肝胆湿热证。

联合用药不适宜:注射用尖吻蝮蛇血凝酶与疏血通注射液、大株红景天注射液、血必净注射液不宜联合使用。

【机制分析】患者诊断为"肝脓肿,肝胆湿热证",疏血通注射液、大株红景天注射液、血必净注射液为活血化瘀药,与证型"肝胆湿热证"不符。

两种以上中药注射剂联合使用,应遵循主治功效互补及增效减毒原则。疏血通注射液、大株红景天注射液、血必净注射液,均具有活血化瘀的功效,使用注射用尖吻蝮蛇血凝酶的同时,联用三种具有活血化瘀功效的中药注射剂不适宜。

本处方属适应证不适宜,联合用药不适宜。

【干预建议】根据辨证用药;减少功效相似的中药注射剂联用。

案例 27
【处方描述】

性别:女　　　　　　　　　年龄:36 岁

临床诊断:骨折。

处方内容:

| 鹿瓜多肽注射液 4ml +5% 葡萄糖注射液 | 250ml | b.i.d. | i.v.gtt. |
| 骨肽注射液 10ml +0.9% 氯化钠注射液 | 200ml | q.d. | i.v.gtt. |

【处方问题】联合用药不适宜:鹿瓜多肽注射液与骨肽注射液不宜联合使用。

【机制分析】鹿瓜多肽注射液分别由梅花鹿骨骼和甜瓜干燥成熟种子的两种提取物制得,其中梅花鹿骨骼提取物包含多肽类生物因子。骨肽注射液由健康猪或胎牛四肢骨等提取物制得,也是一种多肽类骨代谢因子。二者成分相似。

鹿瓜多肽注射液用于风湿性关节炎、类风湿关节炎、强直性脊柱炎、各类型骨折、创伤修复及腰腿疼痛等。骨肽注射液用于促进骨折愈合,也可用于增生性骨关节疾病及风湿性关节炎、类风湿关节炎等症状改善。二者功效相似。

二者同时使用,并不能达到功效互补及增效减毒作用,且增加患者医疗费用,不符合药物经济学原则。本处方属联合用药不适宜。

【干预建议】使用其中一种注射液。

案例 28
【处方描述】

性别:男　　　　　　　　年龄:88 岁

临床诊断:不稳定型心绞痛,慢性浅表性胃炎;气滞血瘀证。

处方内容:

注射用血栓通 500mg+5% 葡萄糖注射液	250ml	q.d.	i.v.gtt.
阿司匹林肠溶片	100mg	q.d.	p.o.
硫酸氢氯吡格雷片	75mg	q.d.	p.o.
泮托拉唑钠肠溶胶囊	40mg	q.d.	p.o.

【处方问题】联合用药不适宜:注射用血栓通与阿司匹林肠溶片、硫酸氢氯吡格雷片不宜联合使用。

【机制分析】注射用血栓通主要成分为三七总皂苷,属于活血祛瘀通脉类药物,能够抑制血小板聚集及黏附。阿司匹林肠溶片与硫酸氢氯吡格雷片作为冠状动脉粥样硬化性心脏病二级预防用药,抑制血小板聚集。三者药理作用相似,均有出血的不良反应。

患者为消化道出血的高危人群(年龄大于 65 岁,有消化道疾病,双抗血小板治疗),注射用血栓通与双抗血小板治疗药物合用,将使消化道出血风险进一步增加,应避免联用。本处方属联合用药不适宜。

【干预建议】避免活血化瘀药与抗血小板药物在出血高危患者中联用。

案例 29

【处方描述】

性别：女　　　　　　　　年龄：54 岁

临床诊断：肺癌；气虚证。

处方内容：

| 参芪扶正注射液 | 250ml | q.d. | i.v.gtt. |
| 玉屏风颗粒 | 5g | t.i.d. | p.o. |

【处方问题】联合用药不适宜：参芪扶正注射液与玉屏风颗粒不宜联合使用。

【机制分析】参芪扶正注射液由党参、黄芪组成，具有益气扶正功效。玉屏风颗粒由黄芪、白术、防风组成，具有益气、固表、止汗作用。二者功效相似，均为益气固表扶正的补益剂，联合使用不适宜。按照能口服者不注射原则，可只使用玉屏风颗粒。本处方属联合用药不适宜。

【干预建议】停用参芪扶正注射液。

七、存在配伍禁忌

案例 30

【处方描述】

性别：女　　　　　　　　年龄：39 岁

临床诊断：上呼吸道感染；风热袭表证。

处方内容：

清开灵注射液 4ml + 维生素 C 注射液 250ml　b.i.d.　i.m.

【处方问题】联合用药不适宜：清开灵注射液和维生素 C 注射液不宜联合使用。

【机制分析】清开灵注射液是纯中药复方制剂，所含成分复杂，其中所含主要成分胆酸和黄酮类化合物，遇酸后容易发生沉淀，成品清开灵注射液的 pH 在 6.8~7.5 范围，当清开灵注射液用盐酸调节 pH 到 5.3 时，即可观察到澄明度下降现象。同时清开灵注射液中黄芩苷受 pH 影响较大，在 pH 较低时容易析出。

维生素 C 属酸性物质，与清开灵注射液混合配伍，可使清开灵注射液的 pH 下降，导致有效成分发生沉淀或析出。本处方属联合用药不适宜。

【干预建议】清开灵注射液和维生素 C 注射液严禁混合，分开使用。

（唐洪梅　姚 媛）

参考文献

［1］ 国家药典委员会. 中华人民共和国药典：2020 年版. 北京：中国医药科技出版社，2020.
［2］ 国家药典委员会. 中华人民共和国药典临床用药须知：2020 年版. 中药饮片卷. 北京：中国医药科技出版社，2022.
［3］ 孙世光. 中国已上市中药注射剂品种分析报告. 中国医院药学杂志，2015, 35 (5): 369-374.
［4］ 任德全，张伯礼. 中药注射剂临床应用指南. 北京：人民卫生出版社，2011.
［5］ 中国研究型医院学会卫生应急学专业委员会，中国中西医结合学会灾害医学专业委员会. 醒脑静注射液急危重病 (症) 救治中临床应用专家共识. 中国急救医学，2018, 38 (11): 932-936.
［6］ 中国中西医结合学会神经科专业委员会. 中国脑梗死中西医结合诊治指南 (2017). 中国中西医结合杂志，2018, 38 (2): 136-144.
［7］ 中华医学会重症医学分会. 中国严重脓毒症 / 脓毒性休克治疗指南 (2014). 中华内科杂志，2015, 54 (6): 557-581.
［8］ 急性酒精中毒诊治共识专家组. 急性酒精中毒诊治共识. 中华急诊医学杂志，2014, 23 (2): 135-138.
［9］ 姜丽，严小军，李云，等. 葛根素体内药代动力学研究进展. 江西中医药，2015, 46 (8): 70-74.
［10］ 中国中西医结合学会心血管病专业委员会心力衰竭学组，国家中医药管理局中医心血管病重点专科协作组. 规范应用心脉隆注射液治疗慢性心力衰竭的专家共识. 中国中西医结合杂志，2016, 36 (3): 280-284.
［11］ 中华医学会临床药学分会《雾化吸入疗法合理用药专家共识》编写组. 雾化吸入疗法合理用药专家共识 (2019 年版). 医药导报，2019, 38 (2): 135-146.